新・破れない殻

はじめに

２００８年7月から「りらく」に「破れない殻」の連載を開始し、今年の6月で連載10年を迎えることができました。これは、りらく編集部の皆さんや読者の皆様のおかげだと思っています。改めて感謝申し上げます。

「破れない殻」という題名は、私が心療内科医として診療にあたっていて、自分の殻を破れずにもがき苦しんでいる患者さんの姿を見て、殻を破るお手伝いをしたい、そんな思いから命名したものです。

「りらく」には本名ではなく、「夢乃一歩」というペンネームで連載させていただいております。その理由は、政治のことを書いているわけではないのですが、政治家が連載するというと、いろいろと面倒なことがあるからです。

現在私は月に一、二度しか診療しておりませんが、「りらく」を読んで、外来を受診してくださる患者さんもいらっしゃいます。私の顔を見て驚かれる方もいらっしゃいますが、政治家とは切り離して診療させていただいています。

私が心療内科医を志したのは、自分自身大学生時代、過敏性大腸炎の一つである「各駅停車症候群」に罹患しており、九州大学の心療内科教授であった池見酉次郎先生が執筆された「心療内科」という本に出会ったためでした。ところがその当時心療内科そのものを設置している大学は少なく、全ての疾患が心理的なことが原因で起こっているわけではないのできちんとした鑑別診断ができる必要があると考え、一般内科に進むことにしました。

心療内科を本格的に始めたのは、一関にある国立療養所岩手病院に赴任してからです。心療内科に対して全くの素人である私一人ではどうしようもなかったので、毎週一回専門の先生に教えていただきながらの診療でした。私が赴任した病院の隣には、当病院に入院している子どもさん達が通学する病弱養護学校が併設されていました。医療の進歩により気管支喘息やネフローゼの入院患者さんが減少し、養護学校に通学する生徒数が減ったために、養護学校そのものが存続の危機を迎えておりました。そこで、養護学校存続のため、その当時の校長先生の英断で、不登校の子どもさんを受け入れることになりました。

その子ども達は、養護学校に通うことはできます。しかし養護学校を卒業し、一般高校に入学後、不登校になる、あるいは高校そのものをやめてしまう子ども達が多く、心の病を解決しないと結局は根本的な解決につながらないことを痛感させられました。

20年前に医師から国会議員に転身し、数ヵ月診療をやめていましたが、様々な事情により診療を再開しました。現在も診療を続けていますが、それは私の原点である医療の現場に携わっていたいということや、目の前の患者さんを治療したいということだけではなく、「不登校」「引きこもり」「摂食障害」の実態を把握した上で政策を作っていきたいと考えているからです。何故ならば、現場を知らない人達によって作られる対策によって、ますます状況が悪化することがあるからです。

現在、「不登校」「引きこもり」「摂食障害」の患者さんは増えています。それだけではなく、最近はいじめの問題も顕在化しています。しかし、国の対策は不十分です。さらに言えば、家庭や学校での対策も十分ではありません。それは、親や教師にやる気がないわけではなく、どのように対処したらよいのかわからないということに原因があります。また、苦しんでいるのは親や先生以上に本人なのですが、彼らも方向性がわからず、絶望を感じ、結局は何もできないという実態を私は目の当たりにしてきました。

そこで私が痛感したのは、そのような患者さんの心理を分析し、関係者が適切に対処できる指針が必要だということでした。心療内科を始めて20数年が経ちました。「不登校」「引きこもり」「摂食障害」の患者さんの診療を通して、私なりの心理分析と彼らに対しての向き合い方に関してまとめてみました。私の考えがすべて正しいとは思っていません。しかしこのような考え方を基に診療をした結果、良くなっている患者さん達もいます。

日本は資源のない国です。その日本の発展のためには人材の育成が極めて重要です。日本の将来を支えていく若い人達が自信を失っているようでは、この国の発展などありえません。

今回は「りらく」に連載させていただいたコラムの中からの抜粋と、私自身が個人として、そして医師として経験してきたことを基に「不登校」「引きこもり」「摂食障害」の患者さんの問題点を分析し、解決策を提示していきたいと考えています。このことにより一人でも多くの患者さんが立ち直り、社会復帰できればと願っています。

また、仕事や子育て、家族や友人関係で悩んでいる方もたくさんいらっしゃいます。そのような精神的に苦しんでいらっしゃる皆様の、問題解決の糸口になればと思っています。

目次

1章　自信を失った子ども達

私も患者でした

私も心療内科の患者の一人でした。各駅停車症候群という病気をご存知でしょうか。過敏性大腸炎の一つで、下痢と腹痛を繰り返すために、通勤あるいは通学に電車を利用している場合、駅で下車してトイレに行かなければならないという病気です。この病気の原因は精神的なストレスです。

私は高校時代から下痢と腹痛が続いていました。高校時代は親と別れて一人暮らしだったので、それほどひどくはなかったのですが、高校を卒業して親と同居するようになってから、症状は悪化しました。恥ずかしい話ですが、下痢は未だに続いています。医師の時代、学会で外国に一人で行くことがあったのですが、この時は止まっていたので、明らかにストレスが原因であると思っています。

私がストレスを感じていたのは自分に自信がなかったからでした。自信がなかったので、周りからどう見られているのかということが本当に気になりました。私が自信を持つことができなかった原因は、親から注意されることはあっても、ほめられたという経験がほとんどなかったことにあると思っています。私の母親の教育方針は、できないところを注意してその点を改善していくというものでした。例えばテストで満点を取るのは当たり前、95点でも怒られるという感じでしたから、いつも怒られるのではないかとびくびくしていました。そのことは試験だけではなく、スポーツでも音楽でも同様に感じるようになりました。つまり、ミスをしてはいけない、完璧に行わなければ人から何か指摘されるのではないかというように、自分の行動がどのように評価されているのか絶えず心配していました。そのため私は、常に多大なストレスを感じていたと思うのです。

こんな自分自身の考え方を変えたのは、心療内科医になってからでした。自分の考え方を変えることができない私が、患者さんの考えを変えることなどできない、そう思ったからです。さらに言えば、私が幸せでなければ、患者さんを幸せにすることはできないと考えたからです。

最初に変えたことは、全ての人に理解されようと望むのはやめようということでした。私は誰にでも認められたいと考えていました。そのために自分を抑えているところが随分ありました。しかし、理解されない人に対しては、いくら努力しても無理であるということを経験しました。自分の考えとは違うように受け取られ、悪く言われていたのでかなり落ち込んでいました。その時に友人から言われた一言が、私の考え方を変える大きなきっかけになりました。それは、「お前には嫌なところもあるけれど、良いところもあるから付き合っている。だから自信を持ったらどうなのか」ということでした。私にも理解者がいるのだと思い、本当に嬉しくなりました。さらに、嫌な点も認めた上で私を評価してくれているのだとわかったことで、自分に少しだけ自信を持てるようになりました。これ以降、私の考え方は少しずつ変わっていきます。

次に変えた点は、先のことをあまり考えないようにするということでした。私もそうですが、心療内科を受診される患者さんは、実際に起こったことで具合が悪くなる人は少なく、「こうなったらどうしよう」というように、実際には起こっていない将来のことを考えて具合が悪くなっているのです。例えば、今日は飲みに行って遅くなったから母親に怒られるのではないだろうかとか、昨日上司から文句を言われたので、今日もまた何か言われるのではないだろうかというように、実際に起こっていることではなく、将来のことを想像して具合が悪くなっている場合が多いのです。そこで、ケ・セラ・セラではありませんが、成るようにしかならないと考え、開き直ることにしました。「学校の先生に怒られたらどうしよう」と気にしながら学校に行って、実際にそれで怒られないのであればずっと気にしていてもいいのですが、実際には気にしてもしなくても結果は同じです。だったら気にすることをやめてしまった方が得であることは言うまでもありません。運命でもう決まっているぐらいに考えた方が、開き直れていいかなとも感じています。

自分に自信がないことも問題でした。できた点は認めず、というよりも当たり前のことで、だめな点だけ見てしまう。これでは自信がつくはずはありません。そこで、できたところは素直にできたと認め、できないところは反省し、改善するようにしました。私の外来に来る人達は真面目な人が多く、自分ができたところを認めてしまうと、自分は堕落してしまうと考えている方がいらっしゃいます。確かにそう考えたくなるかもしれませんが、できた点は認めた上で、できなかった点については反省し、努力すれば堕落することはありません。できたところを認めず、できないところだけを見て、自分は駄目だと思ったら、落ち込んでしまうのは当たり前ですし、自信がつくはずもありません。さらに、否定的に物事をとらえていては、自分のできたところを認めることはできません。ですから、日常のさもないことで良い点を見つける努力をして、考え方を肯定的に変えていきました。

最後に、私にとって大きなことは、失敗することは恥ずかしいことではないと考えるようにしたことでした。失敗しないように母親から教育を受け、失敗した時には注意されていましたから、この考えを改めるのは大変なことでした。この考えを変えることができたのは、看護師さんの何気ない一言でした。外来診療中に、何を失敗したのか忘れてしまったのですが、失敗したことを看護師さんに笑われたのです。私は恥ずかしくて言い訳しようとしたら、彼女から「先生も人間だったのですね。安心しました」と言われました。彼女曰く、私は何でもできるので近寄りがたい存在だと感じていたそうです。ところが、私が犯したミスは誰でも犯すようなことだったので、ホッとしたというのです。これまで、人に笑われないために極力ミスを犯さないように努力してきました。その結果、自分が遠い存在になっていたということは意外でした。その看護師さんに笑われて以降、肩の力を抜いて生きていけるようになりました。ミスを犯して笑われたら、今でも恥ずかしく感じることはありますが、以前とは比較にならないほど気にならなくなりました。当たり前のことですが、私は神様ではありませんから、ミスを犯さないはずはないのです。

いくつかのエピソードがあり、友人の支えもあり、自分自身の考えを変えていくことができました。しかし、一番大きかったのは、自分の考えを変えようという意思を持ったことだったと思います。そのことがなければ、いろいろな人の発言を受け止めることはできなかったからです。

私は患者さんと向き合う中で、何が難しいのかと言えば、その患者さんが本当に治したいと思っていただけるようにすることだと思っています。何故ならば、「不登校」「引きこもり」「摂食障害」の患者さんは否定的な考え方をすることが多いので、そんなことで良くなるはずはないと考えてしまうからです。さらに、この病気になることにより利益を享受している場合もあります。例えばこれまでは振り向きもしなかった親や友人がこちらを向いてくれる等、いわゆる「疾病利得」があります。このために新しい一歩を踏み出すことに躊躇している患者さんも意外と多いと思っています。大事なのは自分を変える勇気を持つこと、そしてその自分を受け止めてくれる社会があるということを信じることです。

私の子育て

一生懸命育ててくれた母親には申し訳ないのですが、母親からあまりほめられた経験がないということ、そして母親からの価値の押し付けが、自分が感じていたストレスの原因だと思っています。ですから自分の子どもに対しては、できる限りほめるようにしています。

子ども達が小さかった時、私と子どもの会話は、「たいしたもんだ」から始まりました。何故そのような言葉から始めたのかというと、私は批判されて育てられてきたので、人のことを批判することは簡単なのですが、ほめることは苦手だからです。それは、できるのが当たり前という考え方に立っているからです。患者さんのご両親にもほめてくださいとお願いするのですが、「いちいちほめるのか」とか「できて当然のことだろう」とか、私と同じように「ほめることが苦手」という方が多いのです。そのほめることの苦手な私がほめるための「合いの手」が「たいしたもんだ」なのです。「たいしたもんだ」の後にはほめ言葉を続けなければなりませんから、ほめることが苦手な私でも、ほめることが少しずつ得意になりました。子ども達が小さかった頃、私はほとんど家にいませんでしたが、私が帰った時に、子ども達は私に日常の出来事を報告してくれました。そのときの第一声が「たいしたもんだ」です。ほめられて悪い気はしませんから、子ども達は嬉しそうな顔をしています。そのため、私が帰るといろいろなことを話してくれました。

そしてもう一つ私が心がけていることは、肝心なこと以外は価値の押し付けをしないようにしているということです。長女が高校受験した時もそうです。私は伝統校に入って欲しいと願っていましたが、共学校に行きたいというのであきらめました。ささやかに抵抗してみたのですが、家から近い高校が良いと言われて試合終了です。高校入学後は嬉しそうにその学校に通っていました。親として良かったと思うのは、彼女が自分の学校に誇りを持っていることです。

私は「仕方がない」という言葉も連発しているのですが、これは私の望みなど通りそうにないからです。この言葉は、子どもの行動には親は干渉しないからというだけではなく、むしろあきらめなければならない自分を慰める意味合いの方が強いのかもしれません。例えば、子ども達の部屋はぐちゃぐちゃでどうしようもなく、きちんとして欲しいと思うのです。しかし考えてみれば、私も子どもの頃掃除などしたことがありません。自分ができなかったことを子どもに押し付けても無理な話なので、「パパの子どもだから仕方がない」とあきらめています。ですから子ども達も、自分達に不利なことがあるとパパの子どもだから仕方ないと言って、上手に逃げていきます。

しかし、ただ盲目的にあきらめているわけではありません。人に迷惑だけはかけないように、この点だけは厳しく育てています。さらに、親として子どもにやって欲しいと思うことがあれば、辛抱強く待つことにしています。大学受験の時ですら、夏休みに娘が勉強している姿を見たことはありませんでした。「勉強したら」と何度も言いかけたのですが、じっと我慢しました。私の経験から言えば、親から言われたからといって勉強をするはずもなく、ただ反発するだけだからです。夏休み明けの試験の結果は散々でした。「やっぱり勉強しなきゃ駄目だろう」と言いたくなるところですが、ここもじっと我慢していたら、子どもの方から勉強を教えて欲しいと言ってきました。

さすがに試験の結果が悪かったことはこたえたようで、かみさんと相談した結果、私に勉強を見てもらうのが一番良いということになりました。何故ならば、娘は知らない人に家庭教師を頼むのは嫌で、塾に行くとさらに宿題が増えて大変だからです。かみさん曰く「娘とコミュニケーションがとれる」「娘の成績は上がる」「お金が節約できる」さらに「あなたが早く帰ってくれれば、お酒の量も減って健康に良い」。一石四鳥と言われ、それに従うことにしました。その後、娘が自発的に勉強する姿を見て、辛抱して良かったと感じました。

娘は一番上で、最初の子育てだったので夫婦とも肩に力が入って、かなり厳しく育て過ぎた気がします。私みたいにならないだろうかという心配をしていましたが、結婚後も、結婚生活の中で起こってくる問題に対してとてもうまく対応しているので、随分成長したなと感じました。

長男は地元の企業に就職しました。自分で探してきた会社ですが、本当に良い会社に就職することができたと思っています。かみさんの話ですと、人の気持ちが良くわかっていて、困っている人に対するアドバイスの内容が、的を得ているということでした。

一番下の子は、ほめること、そして自由にということを考えて育てました。そのせいだと思いますが、服装等人の目を気にしているようには思えません。ものの考え方ははっきりしていて、自分というものを持ち合わせているように思えます。小学生の頃、ピアノの先生に「もう一回弾いてみて」と言われた時、自分が納得しないと「どうして」と聞き返すのです。たいしたものだと感心させられますが、一方、親としてはかなりの冷や汗ものです。私は精神的に苦労したことが多々ありました。私のようにならないように、そして自分の人生ですから、子ども達には自分の好きなように生きて欲しいと願っています。

何故自信が持てないのか

「不登校」「引きこもり」「摂食障害」の患者さんに、親からほめられたことがありますかと尋ねてみると、異口同音に「ほめられた経験はない」というのです。親の反応はまちまちで、ほめているという親もあれば、ほめていなかったと認めてくださる親もいます。私の治療の経験上、後者の方が治りやすいと感じています。それは後段に述べますが、親の姿勢が変わらない限り、子ども達は良くなっていかないからです。自分の問題点を認めてくださる親御さんの方が、自分自身の姿勢を変えていきやすく、子どもは親の変わっていく姿勢を感じると、自分も変わっていこうと努力し始めます。これらのことが、家族の関係を変えていくのです。

私も親として考えることがあるのですが、それは自分自身の子どもに対しての姿勢です。子どもが歩行するまではほめていたのですが、それ以降は、注意することはあってもほめることは少なくなっていきます。これは私達だけではなく、多くの家庭で見られることだと思います。例えば「這い這い」ができたといってはほめ、言葉を発したといっては喜び、確かに歩行するまではほめているのです。ところが、歩行し始め、活動範囲が広がると、危ないから歩き回るなとか汚いから触るなとか、注意することがほとんどです。親とすれば当然なのですが、子どもはやりきれなくなってしまいます。注意することは必要ですが、一方でほめてあげることも大切です。ですから私は、前述したように「たいしたもんだ」から会話を始めるようにしているのです。

患者さんを治療していると、私と同じようにほめられた経験が少ない人が多いのです。さらに親と話をしてみると、私の母親と同じタイプの人が多いのです。

ほめられた経験がないだけではなく、「不登校」「引きこもり」「摂食障害」の患者さん達は否定的なので、自分の良いところを見つけることができないために、自信を持つことができません。もう少し詳しく説明したいと思います。

当たり前のことですが、自分に自信があるにせよ、ないにせよ、その理由があるはずです。自分に自信のある人は、例えば勉強ができるとか、スポーツが得意であるとか、歌が上手だとか、良い点を挙げられます。しかし否定的な人の場合、勉強ができていても、自分はここができていないとか、自分よりもできる人がいるとか、自分の悪い点だけ見てしまうので、自信が持てないのです。

人の良い点は、勉強やスポーツといった特定の分野だけではなく、その人の性格等、様々な面から評価されるべきです。しかし、学校での子ども達の評価は勉強の成績になりがちなので、成績の悪い子は自信を持つことができなくなる傾向にあります。社会全体で価値の多様化を認めることが重要だと考えています。

どのようなタイプがなりやすいのか

「不登校」「引きこもり」「摂食障害」の患者さんの治療を行ってみると、ある共通項が見えてきます。それは、性格が似ているということです。一般的に理解されているのは、家庭環境やその人達の個性があるのでパターン分類できないということです。しかし私は逆で、治療するにあたってある種の方向性を打ち出せなければ、治療の効率性は極めて悪いと考えていました。このことを23kgまで体重が減少したことのある私の秘書だった人に話をしたのですが、何でもパターン分類しようとするから医者は駄目なのだと言われました。

確かに患者さんにすれば、ほかの人と自分がこだわっている点は違うのだから、皆違うのだと言いたくなるのだと思うのです。その気持ちはわかるし、患者さんの立場であれば当然だと思います。しかし、治療者の立場は違います。方向性がわからないまま治療するのでは、治るはずがありません。そこで性格的な共通項を見つけることにしたのです。

その結果、多くの患者さんに共通していたことは、自分に自信がない、厳格で真面目で「こうしなければ」とか「こうあるべきだ」という考えが強い、人の目が気になる、要するに人から「良く思われたい」あるいは「変な人だ」と言われたくないということでした。さらに、否定的な考えの人が多く、物事に対して白黒つけたがるというか、勝ち負けにこだわるところがあります。

自信のない原因は親から認められた経験がないことだと指摘しましたが、さらに、考え方が否定的で自分の良い点を見つけることができないので、自信を持つことができないのです。また向上心が強いこともあるのですが、自分を他人と比較する場合自分よりもできる人と比較してしまうので、さらに自信を失ってしまいます。考え方が極端で、一つのことを失敗すると「自分は駄目な人間だ」と全人格を否定するのです。自分に対してだけではなく他人に対してもそう考えてしまうので、人のことを信用できなくなっています。

実はその後、秘書の彼女がだいぶ良くなってから性格的な共通項に関して話をしたのですが、彼女なりに考えた結果、パターン分類に関して、私の言うことに理解を示してくれました。そこで、このような患者さんが性格的にどのようなタイプに分類されるのか、私達が日常よく用いているエゴグラムという性格検査のパターン分類を使って説明したいと思います。

エゴグラムは性格検査の一つです。この検査では、基本的に自我を大きく3種類に分類しています。親の自我、成人の自我、そして子どもの自我です。さらに親の自我は父親と母親に、そして子どもの自我は適合しようとする子どもと自由な子どもに分けられるので、最終的に5種類の自我に分類されます。ここで各々の自我の特徴についてもう少し詳しく書いてみたいと思います。

最初は父親に分類される自我の特徴についてです。基本的には批判的な精神を表しています。つまりこの自我が強い場合、良い点としては真面目で厳格であるということになります。しかし裏を返せば、頑固で融通が利かないということになります。こうあらねばならないと考えてしまうので、相手にも自分にも厳しい姿勢で臨みます。そのために、いい加減な人は許さないということにつながっていきます。それは他人だけではなく、自分自身に対しても同様です。

続いて母親として表現される自我についてです。基本的には優しさを表しています。ですからこの自我が強い人は、優しくて愛情がいっぱいであると考えていただければ良いと思います。一方、優柔不断である、主体性がないという欠点も持ち合わせています。

ところで、この父親と母親の自我は3歳ぐらいまでに獲得するといわれています。さらに重要な点は、3歳までに出会った大人の影響を強く受けるということです。近年ゼロ歳児保育が叫ばれています。女性が社会参加するためには必要な政策かもしれません。しかし、この政策は子ども達の成長にとって、良いことなのでしょうか。このゼロ歳児保育の政策が語られるとき、子どもは誰に育てられるべきかという議論が抜け落ちているように感じられます。社会保障システムが進んでいる北欧でも、ゼロ歳児保育はほとんどないそうです。1歳半までは親が自分で子どもを育て、その後社会復帰します。私もその方が子どもにとって良いと考えています。何故ならばこの時期の子どもが、親の影響を一番強く受けると考えられているからです。このようなことを書くと女は家庭、男は仕事と考えている古いタイプの人間ですねと必ず批判されます。私は、患者さんと向き合っている中で、やはり家庭教育が一番重要だと感じています。その一番大事な時期の教育を他人に任せることが、本当に良いことなのでしょうか。前述したように、親に関係する自我は3歳までに獲得するといわれています。三つ子の魂百までと言いますが、まさしくその通りなのです。ですから、改めて「子どもは誰に育てられるべきなのか」という視点で考えていただきたいと思っています。

次は成人の自我ですが、これは理論的に考えられるかということを表しています。物事に対して論理的に考え対応していくタイプなので、合理的であるとも解釈することができます。しかしこの考え方が行き過ぎてしまうと、人間関係も割り切って考えてしまうので、ドライであると取られてしまいます。逆にこの自我が低い場合、情緒的ではあるのですが、論理的に物事を考えることができません。そのためにこのような患者さんの治療をすると、物事を説明してもなかなか理解されないことがあります。

最後に子どもの自我ですが、前述したように、適合しようとする子どもと自由な子どもに分けられます。前者は周りの目を気にして良い子であろうとします。つまり、協調性が高いのです。ですから、大人から見れば手のかからない良い子ということになるのですが、本人は我慢していることが多いので、精神的には大変です。一方、後者は我がままな人といえると思います。自分の要求が通らないと泣き叫んでいる子どもがいますが、そのようなタイプだと考えていただければわかりやすいと思います。このようなタイプの子は、周囲を気にせず自分勝手である代わり、独創性を持ち合わせています。芸術家やスポーツ選手の場合、この自我が強い傾向にあります。

さて、ここから本論に入ります。どのようなタイプの人が病気になりやすいのかということですが、批判的な親の自我と適合しようとする子どもの自我の2つを持ち合わせている人がなりやすいと考えられています。批判的な親の自我が強い場合、厳格なので、自分に対してこうあらねばならないと考え、結果的には自分自身の行動を制限してしまいます。また物事に対して批判的で、それは自分自身にも向けられるので、自分が行っていることの中でだめな点だけを見てしまい、自信を持つことができません。

一方、適合しようとする子どもの自我が強い場合、周囲の人に気をつかい、相手に気に入られよう、あるいは良い人であると評価して欲しいと考えるので、自分がやりたいと思うこともできなくなってしまいます。また周囲の評価を気にしていて、厳格で真面目なので、期待に応えなければならないと頑張るのですが、自己評価は低いので、周囲の評価も低いだろうと勝手に想像してしまいます。ちょっと失敗して上司から注意されると、自分はだめな人間で会社の役には立たないから、辞めてしまった方が良いのではと極端に考えてしまいます。ところが実際は真面目で、仕事にも一生懸命取り組んでいるので、周囲の評価は高いのです。周囲の評価は高いにも関わらず、自己評価が低く、そのためにストレスを強く感じ、落ち込み、病気になってしまう。この悪循環を断ち切る必要があります。

このような批判的な親の自我と適合しようとする子どもの自我が強いエゴグラムのパターンをとっているからといって、全ての人が病気になるのかというと必ずしもそうではありません。またエゴグラムの理想形と呼ばれるものはありますが、必ずしもそれに合わせる必要はありません。何故ならば、エゴグラムはあくまで目安でしかないからです。さらに言えば、人によって様々なパターンを取りますが、それが個性というものであり、職業によっては極端なパターンをとる場合の方が向いていることもあります。エゴグラムは治療の参考でしかありません。病気で来院された患者さんの場合、性格、あるいは考え方を変えた方が良い場合が多く、このような時には、エゴグラムは治療を行う上で有効な検査だと考えています。エゴグラムを参考に治療を行う場合、例えば批判的な親の自我が強かった場合、その自我を下げようという治療を行うのではなく、批判的な親の要素と対極にある、慈愛的な親の要素を引き上げようという治療を行います。何故ならば治療する際に、批判的にならないようにと注意するよりも「もっと柔軟に物事を考えていいのですよ」あるいは「もっといい加減でもいいのですよ」というように、どのようにしたほうが良いのかという方向性を示したほうが、患者さんは理解しやすいからです。それだけではありません。患者さんはこれまで散々「このようなことをしてはいけない」と注意を受けていて、それに対して嫌気がさしています。ですからこのような患者さんに対して、「このようなことをしてはいけない」と言っても、素直に受け入れられないのは当然のことです。適合しようという子どもの部分を引き下げる場合も同様に、自由な子どもの部分を引き上げようという治療を行います。

問題の本質はどこにあるのか

繰り返しになりますが、私が「不登校」「引きこもり」「摂食障害」の患者さんの治療をしてみて、いくつかの共通点があることがわかりました。その一つは「自分自身に自信が持てない」ということでしたが、診療の際も、このことは簡単にわかるのです。それは、「自分の良いところは」と聞いても、ほとんどの患者さんは答えることができないからです。要するに自分のことが好きではない、あるいは自分の良いところがわからないのですから、自信を持てるはずがありません。

患者さんと向き合っていく中で治療者にとって最も困ることは、患者さんは人を信用できなくなっているということです。そのために、医師と患者さんの間でなかなか信頼関係ができません。その結果、治療が進んで行かないのです。このことは心療内科の患者さんだけではなく、アレルギーの患者さんも同様で、信頼関係がなければ治療が困難であることは、おわかりいただけると思います。

例えば気管支喘息の患者さんで、薬を服用さえしてもらえればコントロールできるとしても、きちんとした信頼関係がなければ薬を服用してもらえません。患者さんが薬を捨てているという話をよく聞きますが、私の経験から言うと、医師と患者さんの信頼関係ができていない場合ほど薬を捨てている患者さんが多いようです。このように、一般の疾患でも患者さんと医師の間で信頼関係ができなければ、適切な治療を行うことはできません。しかし心療内科の患者さんと比較すると信頼関係はできやすいと思っています。それは気管支喘息の患者さんのほうが、心療内科の患者さんと比較して、医師を信じることができる人が多いからです。当然のことですが医師を信用するということは、人を信用するということの延長線上にあります。治療上、信頼関係の構築が必要であるにもかかわらず、それがなかなかできないところに、治療を難しくしている原因があると考えています。

では何故、人を信用することができないのでしょうか。それは、批判的な要素が強いからです。批判的な目は、当然のことですが、自分だけではなく他の人にも向けられます。そうなると人の悪い点を見つけてしまい、この人は信用できないということになってしまうのです。それは、医師である私に対しても同様です。信用できるのだろうか、説明は本当だろうか、そのような姿勢で話を聞かれれば、なかなか信頼関係ができないことは容易に想像がつくと思います。

一方で治療者が患者さんに不信感を与えている例も多々あります。患者さんは精神的に困っているから受診しているにも関わらず、医師から説教されたり怒られたりすることもあります。自分の気持ちを理解して欲しい、あるいは話を聞いて欲しいと願っていても、それがかなわない場合もあります。患者さんは自分を理解してくれる人を探しています。そのために病院を訪れるのですが、自分の気持ちを素直に表現できない場合もあります。また、本当に心配してくれるのか、あるいはどこまで信用できるのか、無理難題を要求してくることもあります。この時、患者さんの気持ちを理解していない医師の中には、患者さんは嘘つきだと言い放ってしまう人もいます。このような経験をすれば、医師との信頼関係ができるはずはありません。

もう一点、診療報酬の限界もあります。患者さんはゆっくり話を聞いて欲しいと思っていますが、心療内科では、30分間話を聞いて、病院の収入は4200円しかありません。これでは病院経営はできないので、薬を出さざるを得ない現状もあります。このような国の制度を変えていかなければ、患者さんに対する適切な治療はできないだろうと思います。

話は変わりますが、「不登校」「引きこもり」「摂食障害」の患者さん達は、学校に行かない、部屋に引きこもる、あるいは摂食障害により痩せるという方法で、自分の苦しさを訴えています。自らの命を絶つという手段を除けば、これらの方法が最終手段です。実は、この手段の前に患者さん達は信号を送っているのですが、そのことが理解されないのでこのような方法を取るしかなくなっています。私たち医師が治療するにあたって、あるいは親や学校の先生が向き合っていく中で、何故患者さんがこのような行動をとるのかを理解しなければなりません。実は、このことが十分に理解されていないから、問題の解決を難しくしています。

私達は自分達の意思を伝えるために、言語機能を有しています。ですから自分が苦しんでいるということを言葉で伝えれば良いはずなのですが、心療内科を受診する患者さん達はそれができないのです。彼らが自分の苦しさを言葉では表現できないのは「自信がない」そして「責任感が強い」からだと、私は感じています。患者さんと話をしてみると、このようなことは悩むに値しないのではないだろうかとか、自分の意思が適切に伝えられるだろうか、あるいは自分の悩みを親に伝えたら親は傷ついてしまうのではないだろうかと考えています。もう一点大事なことがあります。患者さんは親に対して信号を送っているのですが、親は気がついてくれないので、話をしても仕方がないのではないかと考えたり、話をしても理解してもらえないというように、親に対してあきらめてしまっている患者さんもいます。

結局は、言葉では伝えたくない、あるいは伝えても理解してもらえない、そう考えているので、最終手段である「不登校」「引きこもり」「摂食障害」という行動に出るのだろうと考えています。

思い返していただければわかると思いますが、自分の大事な人に自分の苦しさを訴えた時に、どれだけ訴えてもその人が理解してくれなかったら皆さんはどうしていたでしょうか。冷静に説得することもあるでしょうし、感情的になることもあるでしょう。あきらめてしまい、説得をやめる場合もあるでしょう。「不登校」「引きこもり」「摂食障害」の患者さんの行動も、その形態のひとつなのです。つまり問題の本質は、自分の信頼している人、あるいは自分のことを理解して欲しい人に苦しみを理解して欲しいと願っているのに、そのことを理解してもらえないところにあるのだと思っています。

どのように治療していくのか

私の治療法の主体は家族療法にあります。その中で重要なことは、家族には患者さん本人の気持ちを理解してもらうように努めてもらうこと、そして患者さん本人には自信を持ってもらえるようにすることです。

自信を持ってもらうためには、自分の良い点を見つけられる目を養ってもらう必要があります。何故ならば、自分の良い点を見つけられなければ、自信を持つことができないからです。患者さんに「自分の良い点はどこですか」と尋ねると、ほとんどの人達が「ない」と答えるのですが、勿論患者さん本人に良い点がないわけではありません。結局は、良いところを見つけることができないことが問題なのです。このような患者さん達は、前述したエゴグラムの批判的要素の強い人達ですから、完璧にできないと自分はできないと決め付けてしまいます。そのために、私達から見れば良い点であっても、本人にとって少しでも駄目な点があると、良いとは認められないのです。

そこで私は、患者さんが自分の良い点を見つけられるようにするために、日記を書いてもらうか、10円玉貯金療法を行っています。日記の内容は、今日一日の中で楽しかったこと、良かったと感じたこと、あるいは感動したこと等で、要するに前向きに考えたことを書いてもらうようにお願いしています。しかし、患者さんにとっては、それを見つけることが難しいのです。

例えば雪が降ったとします。白く染まった銀世界は綺麗だなと感じることもできますが、寒いとか歩きにくいとか嫌なことだけを考えることも可能です。心療内科を受診するような患者さん達は後者のようなマイナスイメージしか浮かばないのです。

10円玉貯金療法は、認知行動療法の一つで、良いことが一つ言えたら10円玉1枚を貯金します。良かったことや楽しかったことを二つ言えたら、10円玉を2枚というように、言えた個数に応じて10円玉を貯金します。

大事な点は、貯金箱は透明な物で、あまり大きくない方が良いということです。何故ならば、患者さんは真面目な人が多く、貯金し始めると、なるべく早くに物事を達成したい、つまり貯金箱をいっぱいにしたいと思うようになってくるからです。そのために、透明な貯金箱が必要になります。また、あまりに大きな貯金箱だとゴールが遠すぎて、目標を達成するのが難しくなります。ですから大きさも大切です。貯金するのは10円玉でなくても結構です。いっぱいになったら、ご褒美として家族で食事に行くのも良いと思いますし、自分の好きな物を買っても構わないと思います。何らかの目標があった方が励みになると思うので、そうしています。ある患者さんに説明したら「幸せ貯金」頑張りますと言われました。「幸せ貯金」って良い名前だと思います。

話は変わりますが、皆さんはポイントカードをお持ちだと思います。スタンプカードの場合、ある程度ポイントが貯まると、あまり行きたくなくなっていたお店でも、もったいないからポイントがいっぱいになるまでお店に行くことがあると思います。これも、認知行動療法が使われているのです。

もう一つ私が行っているのは、患者さん本人に自信を持ってもらうために、とにかく何かができたらほめることです。さらに彼らにとってどんなつまらないことでも、実は価値があるということを教えていきます。何故ならば、患者さん達はできて当たり前だと考えていますから、自分ができたことはたいしたことではないと感じているのです。達成感がないと言ったほうがわかりやすいかもしれません。この考え方を変えるためには、できたという事実がすごいことなのだということを理解させなければなりません。そうしなければ、本人の考え方を変えることは難しいからです。

患者さん達に自信を持たせることはかなり難しいのですが、彼らが自信を失うことは簡単であり、一度失敗するとそれが尾を引いてしまいます。失敗は誰でもすることであり、多かれ少なかれショックを受けます。その中で前向きに考えられる人は、次に失敗しないように頑張ろうと考えるのですが、患者さん達は自分を駄目な人間だと決め付けてしまいます。人の価値を測る評価項目はたくさんあるのですが、このような患者さんは一つの評価項目で失敗してしまうと、全ての評価項目が駄目だと感じてしまいます。つまり、一度失敗すると全人格を否定されたようにしか考えられないのです。私の事務所でもこのようなことがありました。

2人の秘書が政策秘書の試験を受けたときのことです。一人は3回目の受験で、彼の実力からすれば受かって当然だったので、落ちたらショックだよねと話したら、仮に試験に落ちても全人格を否定されるわけではありませんから、それほどでもないですよと彼は答えました。もう一人は以前拒食症だった秘書なのですが、彼女は自信がないということで、結局試験を受けませんでした。確かに勉強していなかったのですから、自信がないということは理解できます。しかし、だからといって受験しないということにはつながりません。来年も受けようと思っているのですから、今年駄目でも来年のために、どのような問題が出ているのか調べてみようという気持ちになれば受験できるはずです。ところが彼女の考え方は違っていました。自分は勉強していないから点数もきっと悪いだろう。その結果が参議院の事務局に伝わったら自分は笑いものになる、そう考えたので彼女は受験することができませんでした。このように受験に失敗するということで、彼女は自分自身の全人格を否定されるように考えてしまいました。しかし、受験に失敗しても優しさや真面目さが否定されるわけではありません。残念ながらそう考えることができないから、落ち込んでしまいます。一つの出来事に対する受け止め方が違うと、自信を失うことにつながっていきます。だからこそ、このような考え方を変えることが重要なのです。

患者さん本人の考え方を変えることも大変ですが、患者さんの親の考え方を変えることも大変なことです。引きこもりの場合、外来に患者さんが来ることはほとんどありません。そのため、親をカウンセリングすることになりますが、これがまた難しいのです。その中で特に、自分に中途半端に自信がある人ほど、変わりにくいと感じています。変なプライドがあり、というよりも「見栄」といった方が適切かもしれませんが、彼らも自分の間違いを認めると、全人格を否定される、あるいは自分の子育てを否定されたと考えるからだと思います。患者さんと親の考え方は似ている場合が多く、患者さんの考え方の説明を行っていると、私のことを言われているようだという親もいます。

このような両親と話をしていると、逆に、自分が正しかったことを認めて欲しいということを求めてくる場合があります。患者さんと似たような考え方をしていて、白黒をつけたがるというか、勝ち負けにこだわる人が多いからです。子育ては一生懸命やってきたのに、子どもは不登校になってしまった。心の中で、これで良かったのかという葛藤があるのだと思います。ましてや、子どもから「あなたのせいでこうなった」と言われている場合もあります。ですから、自分を認めて欲しいと求めてくるのだと思います。子育てに正解はありません。同じように育てたつもりでも、兄弟の中で一人だけ不登校になる場合もあります。むしろ大事なことは、過去ではなく未来なのです。残念ながら、患者さんも家族も過去にこだわる人が多いように感じています。過去は変えられませんが、未来は変えることができます。そのために考えていただきたいことは、患者さんがどのように考えて苦しんでいるのか、そして、それを解決するためにはどうすれば良いのかということです。

残念ながら良くならない家族の場合、ご両親は、自分が正しいと考えているところだけは納得しますが、そうでない点に関しては認めようとしません。ですから、状況は何も変わらないのです。一般的に、年をとるに従って「なるほど」と納得しながら人の話を聞くことが減ってくるように感じています。おそらく、自分の考えに合っているのか、合っていないのかという点で判断してしまうからだと思います。そのためアドバイスを受けるにしても、自分の考えと一致するところだけを認めようとしてしまいます。殻を破らなければならないのは、患者さんだけではなく親もそうなのだと思います。

私はこのようなご両親に対して、ご両親の立場を尊重して、これまでの子どもさんに対する教育は必ずしも間違ってはいないけれど、この子どもさんには合っていなかったということから話をするようにしています。そして、過去を振り返ってあの時どうすれば良かったのかということを言うのではなく、現在の状況を分析して問題点を改善するためにはこれからどうしたら良いのかという視点で話を進めていきます。私の治療法に納得してくださらない場合は、これまで行ってきた自分の方法では駄目だったのだから、少なくても別の方法を考えて欲しいとお願いしています。

あきらめなければ必ず治る

これから具体的な事例を紹介していきたいと思います。私の治療によって治癒した場合もありますし、残念ながらうまくいかなかった場合もあります。勿論、治療中の症例もありますす。私は神様ではありませんから、全ての患者さんを治療できるわけではありません。当然のことですが、私が治療して駄目だったからもうおしまい、ではありません。医療は医師と患者さんの共同作業ですから、患者さんに合った治療者を探すことが重要になります。ここで注意していただきたいことは、親にとって良い医師が必ずしも子どもさんにとって良い医師ではありませんし、逆に、子どもさんにとって良い医師が親にとって良い医師であるとは限りません。

「不登校」「引きこもり」「摂食障害」の患者さんの家族はどのようにしてよいかわからず途方にくれています。とりあえず暴れなければ良い、死ななければ良いというように、これ以上悪化しないことを望んでいらっしゃる方もいます。しかし私の経験からいって、治療者と患者さんと家族が納得して、同じ方向を向いてあきらめないで努力すれば必ず良くなります。

私は外来に来られた患者さん達に「必ず良くなるから」ということを伝えてから治療を始めるようにしています。希望を失った人達にあきらめないで欲しいと願っているからです。そして「一人じゃないのだからね」ということも伝えるようにしています。

ご一読いただき、私の治療の基本的な姿勢をご理解いただければ幸いです。尚、個人情報保護の観点から、診療録に記載している患者さんの性別や年齢は変更して記載してあります。

2章　破れない殻（診療録から）

拒食症を伴った不登校の一例

私が心療内科の医師として最初に診療した患者さんです。小学校五年生の夏休み明けから不登校になり、秋頃から拒食症になりました。近医で治療を受けていたのですが、体重減少が止まらず当院を受診することになりました。

受診時の身長は１５０㎝で、体重は31kg、極度に痩せていました。私一人で治療するのは無理だったので、私が心療内科の勉強をしている先の病院の医師や臨床心理士の方と相談しながら治療にあたりました。

初めての患者さんでどのようにしてよいかわからず、本当に大変でした。最初に取り組んだことは、何が問題で学校に行けないのかを分析することでした。今の私ならばそのようなことはしないと思います。原因は何であれ、結局は彼女の自信を取り戻すことが大事だと考えているからです。もし仮にその原因を分析するにしても、その治療の過程で行っていたと思います。当時何もわからなかった私は、とりあえず彼女の考えを聞こうと思いました。しかし、父親ぐらいの年齢の私にすぐに心を開いてくれるわけはありません。たわいもない世間話を繰り返すだけで、悩みなど打ち明けてくれませんでした。1ヵ月たった頃だったでしょうか。眩暈が止まらないので耳鼻科を受診することになりました。この地域には大きい病院がないので、仙台か盛岡の大学病院を受診するかどうかの相談をしていました。正直なところ、私は耳鼻科を受診しても悪いところは見つからないだろうと思っていました。おそらく、彼女も転院を望んでいなかったのだと思うのです。この時に初めて、本人の口から両親が離婚するのではないかという不安があると話をしてくれました。

彼女がそのように考えるようになったのは、彼女にとって大事な人が次々といなくなってしまったからです。例えば、仲の良かったお兄さんは、彼女が小学校五年生の春に就職のため別の町に住むようになりました。夏休みには一番仲の良かった友達が転校して行きました。このような状況で、両親は喧嘩をすると次の日も口をきかなくなるので、今度は両親が自分の元を離れていってしまうのではという不安を持つようになったそうです。彼女の口からこの気持ちをご両親に伝えれば良かったと思うのですが、自分自身では伝えることができずに、一人で悩みを抱えていくことになります。それから不登校になり、さらに摂食障害を合併することになっていきます。

このことについてご両親にお話ししました。しかし、私の話は信じられないということでした。それは、夫婦喧嘩はどこの家庭でもすることであり、自分達が特別ではないという理由からでした。この点については私も異論はありません。しかし、患者さん本人がそのように感じているのですから考えて欲しいと伝えました。さらに喧嘩をした後、彼女の両親は次の日も口をきかなくなるらしく、この点が彼女の不安につながっているようなのです。ですから、その点も直して欲しいとお願いしました。その結果、彼女の目の前では夫婦喧嘩をしなくなりました。しかし、彼女が寝た後に夫婦喧嘩をしていたそうです。敏感な彼女ですから、雰囲気を察知するでしょうし、なかなか改善は認められませんでした。

その後、学校で何か行事がある毎に彼女の症状は悪化していきました。例えば運動会です。運動会には参加したいと頑張って学校に行きました。元来真面目な子ですから、運動会の練習も一生懸命行います。しかし体力は随分落ちていますから、練習すると疲れてしまい、食事が取れなくなってしまいます。食事が取れないために体重が減っていき、体力が落ち込んでいくという悪循環でした。結局、体力的な限界で皆と同じように練習ができないために、そのことを嘆いて落ち込んでしまうのです。

修学旅行の時も症状が悪化しました。この時は体力的なことではなく、精神的なことが原因でした。彼女は家族と離れて一人で行くのは不安なので参加したくないと思っていました。しかし、小学校最後の旅行なので、思い出作りのために修学旅行に行きたいとも考えていました。その思いが交錯して悩んでいたのです。いろいろ考えた結果、一人で行くのは不安なので父親がついていくことになりました。しかし、父親が子ども達と同じバスに乗るわけにもいきません。学校側と相談した結果、父親が自分の車を運転してバスを追いかけてついて行くことになりました。クラスの皆と同じ行動を取りたかったので、彼女はバスに乗って移動するのです。しかし彼女は、当日の朝不参加を決めました。楽しみよりも不安の方が強かったからです。

しかし同級生が修学旅行から帰ってきてから、参加しなかったことを後悔する気持ちが強くなりました。それは、友達からお土産をもらったり、楽しかった思い出話を聞かされたりしたからです。行かなかったことを後悔するだけではなく、参加することができなかった自分を責めてしまいます。できなかった自分は駄目な人間だと考えてしまったのです。そのためにさらに落ち込んでしまい、症状は悪化しました。

この当時、他の患者さんと同様、物事を悪い方向に考えてしまうために、何もできなくなっていました。例えば、旅行に行って具合が悪くなったらどうしよう、何かを行って失敗したらどうしようと考えてしまうのです。さらに、何もできなくなっている自分を責め、自信を失ってしまうという悪循環に陥り、症状は悪化の一途をたどっていました。夏休みを前に体重は28kgまで減少し、私は最悪のことを考え始めました。そこで、私ではなくほかの医師の方が良いのではないのかと考え、彼女に相談しました。しかし私の治療を受けたいということだったので、夏休みを利用して、入院して治療を行うことになりました。

この時期、彼女から母親に対する不満を聞くようになりました。それは自分の方を向いてくれない、愛されていないのではないかということでした。そこで、母親が彼女のことをどのぐらい心配しているのか、どのぐらい愛しているのかを知って欲しいと思ったので、病室は個室にして母親に24時間付き添ってもらうことにしました。私は、これでうまくいくのではないかと秘かに期待していたのですが、結果は最悪の方向に向かいました。

これまで家庭の中のことは母親が一手に引き受けていました。父親が家事を手伝うことはなかったそうです。そのために病院の中でも母親が考えていたのは、娘のことよりも家事のことの方が多かったような気がします。実際のところは違っていたかもしれませんが、少なくとも彼女はそう感じていました。病室の中で母親が心配していたことは、父親が食事をしているだろうかとか、ごみ出しをしているだろうかというような日常の家事のことでした。何故そのように考えたのかといえば、1週間も放っておくと家の中にカビが生えてしまい、その後の処理が大変になるからです。

このように娘が一番大事なのだというような態度ではありませんから、彼女の考えが変わるはずはありません。勿論、母親にとっては娘が大事であることは言うまでもないことで、そのようなことぐらい彼女はわかってくれているだろうと考えているので、家事のことを心配していたのです。このように考えるのは彼女の両親が特別ではなく、私の治療している患者さんの多くの両親に見られることです。自分の子どもが可愛くない親がいるはずがない、そして子どももそのことを理解してくれていると思っているのです。ですから、子どもさんに対して「あなたが一番大切なのよ」と言って欲しいと両親にお願いすると、何でそんな当たり前のことを言わなければならないのかと疑問を呈してくる両親も多いのです。

入院中、部屋を覗いてみるとこんな光景に出くわしました。母親と2人で仲良くトランプをしていたのですが、彼女は体力がないのですぐに疲れてしまい、トランプをやめて寝てしまいます。彼女が寝てしまうと母親は暇になり、家のことを心配して電話をかけに行きます。母親がいなくなった時に彼女が目を覚まし、母親にどこに行っていたのかを尋ね、その理由を聞いて結果的に口論になってしまう、そんなことの繰り返しでした。入院しても一向に良くなりません。というよりもどんどん悪くなっていくので、本人と話し合い治療法を変更することにしました。今度はこれまでの方法とは全く異なり、彼女一人で入院することとし、食事の摂取量により母親との面会時間を決めるという内容で、彼女と契約を結びました。

その契約の内容ですが、1000キロカロリー以上食事を摂取しなければ母親と面談できないことにしました。さらに、摂取カロリーに応じて面会時間が決まるという方式にしました。具体的には、1000キロカロリーを超えて食事をした場合、100キロカロリー毎に2時間会えるという内容です。ですから、1100キロカロリー摂取したら2時間、1200キロカロリー摂取したら4時間会えることになります。実はもう一つ別の提案をしたのです。それは1600キロカロリー摂取したら、好きなだけ母親と会える、そのかわりそれ以下であれば会えないという内容でした。彼女は悩んでいましたが、1600キロカロリー摂取する自信がなかったので、このような方法にしたのです。治療法を決める時に大事なことがあります。それは、こちら側の治療法を説得するのではなく、患者さんとともに考え、患者さんの納得する方法を用いるということです。このような患者さん達は批判的な精神が強く、こちら側が提案したことに異を唱えることが多いからです。しかし、そのことを言葉にすることは少ないと思います。一方、責任感が強く真面目ですから、自分が一度決めたら一生懸命努力するのです。この性格が災いし病気になっていくのですが、治療する場合にはこの性格が役に立つ場合がありますというよりは、このような性格を理解し、それにあった治療法を見つけ出すべきだという方が適切かもしれません。

この契約を結び、さらに彼女には日記を書いてもらうことにしました。それは、彼女に対して母親がしてくれたことの中で感謝すべき点を挙げるというものでした。そして、一つ挙げられる毎に10円玉を一枚貯金することにしました。ですから、4つ挙げられれば40円貯金できることになります。これは行動療法の一つです。このような治療を行ったのは、彼女の考えを変える必要があったからです。娘が一番であるという態度を取れない母親にも問題はありますが、感謝の気持ちを持てない彼女にも問題があると思ったからです。実は、このような考え方は彼女が特別ではありません。患者さんの中には、このように考えていらっしゃる方がかなりいるように感じています。

両親が患者さんのことをほめないと書きましたが、それと同じように、患者さんも本当の意味で両親に感謝する気持ちが少ないように感じます。おそらく批判的な自我が強いからだと思いますが、このぐらいのことは親がしてくれるのは当然と考え、さらにそれ以上のことを望んでいるからなのかもしれません。そういう意味では親子ともよく似ていると思います。実をいえば、私も親に対して似たような気持ちを持っています。自分が厳しく育てられたのだから、親に対して求めるレベルが高くて当然だと思っているからかもしれません。

母親と別れて一人で入院するようになってから、母親の態度も本人の態度も大きく変わっていきました。最も大きな点は、2人とも会うことができる少ない時間をどのように生かそうかと考え、私に対して治療の契約の内容を確認してきたのです。例えば4時間会えるとしたら、それは一度に使わなければならないのか、あるいは朝昼晩と3回に分けて使ってもいいのかというようなことでした。実は一日目は2時間しか会えませんでした。それを一回に使ってしまったので、患者さん本人も母親も不安が強くなりました。そのため母親は何回も病院に電話をかけてきました。このようなことがあったので、契約の確認になったのです。十分会える時間があった時は、会えることの大切さに互いに気が付いていませんでした。ところが会えなくなってから、会える時間の重要性をお互いに知るようになったのです。このことからおわかりのように、離れたことで2人の意識が変わってきました。そしてこの変化は、親子関係の改善には極めて大きな意義を持つことになりました。

10円玉を貯金することも治療上有効でした。最初は毎日なんとなく同じことを書いていました。例えば、自分の食べられるものを作ってきてくれた、身の回りの世話をしてくれた、部屋の掃除をしてくれたというような内容です。これまで彼女は、このような日常のことは母親がしてくれるのが当然だと思っていたのです。しかし10円玉貯金療法を始めてから、それは当たり前のことではなく、感謝すべきものだと気が付いてきたのです。勿論、母親と会える時間が限られたことも大きな影響を与えたと思います。ところで、入院治療は母親と本人だけでなく、父親を含めた家族の関係も変えました。母親が彼女に付き添っていたために10日間ほど家に母親が不在だったのですが、この時に父親が家事をしていたのです。これまで家事をしたことのなかった父親が、家族の一員として協力し始めました。それは母親不在の時だけではなく、母親が家に戻ってからも父親はごみを出しを行う等、家事に協力するようになりました。

入院する時に、彼女と30kgを超えたら退院にしようという約束をしました。最初は考え方がばらばらだった家族も、彼女の入院を通じて変わってきました。症状が悪化した入院当初と異なり、家族関係が変わってからは家族が協力しあって、一日も早く退院できるように努力を始めました。家族だけではありません。病院のスタッフも好意的になりました。はじめのうちはこのような患者さんを入院させたことがないので入院に反対していたスタッフもいました。どのように接していいかわからないからです。母親の付き添いも前例がないので駄目だとも言われたのですが、何とか認めてもらいました。一番大変だったのは栄養士さんだったと思います。カロリー数によって面会時間が決まります。彼女は病院食ではなく、母親が作ってきたお弁当を食べていました。そのカロリーを計算していたのですから大変です。家族だけではなく病院のスタッフの努力もあって、入院してから2ヵ月後の9月に退院することになりました。

退院後は毎月1kgぐらいの割合で体重が増えていきました。普通学校への復学も考えたのですが、体力的に難しかったので併設されている養護学校へ通学することになりました。この時も彼女と話し合い、毎日1時間通学することにしたのです。調子が良ければ1日でも学校にいられそうなのですが、そのために翌日疲れてしまい行けなくなると彼女は自分を許すことができないので、彼女が毎日きちんと通えるように1時間と決めたのです。そして、自信がついてから少しずつ増やしていくことにしました。

退院後順調に体重が増えていましたし、養護学校に毎日通学していました。ところが、翌年の1月頃から体重が増えなくなったのです。それは、養護学校に熱心な先生がいて勉強を教えてもらえるのだけれど、だんだんいろいろなことを言われるようになったので、精神的に負担になってきたからです。好意でやっていただいているので、やめて欲しいとも言えず困っていたのですが、4月に転勤になったのでトラブルにならずに済みました。困っている子どもさんを見ると、何とかしてあげたいと思われる方もいらっしゃいます。本当に素晴らしいことなのですが、その子どもさんに合った適切なアドバイスをされる方もいらっしゃいますが、そうでない方もいらっしゃいます。その方の考え方が患者さんに合わなかった場合、患者さんは悩んでしまいます。患者さんにとって自分の考え方と違う場合、あまり強引に押し付けないでくださいと言えば良さそうなものですが、そのようなことを言えないから具合が悪くなってしまうのです。

心療内科の治療をしていて難しいことは、治療法に王道がないことです。例えば、気管支喘息の患者さんは吸入ステロイドを使えば良いというように治療法の道筋が決まっているのですが、心療内科を受診する患者さんの場合は、どのように治療していくのかという方法が決まっているわけではありません。親からすれば、早く回復して欲しいと願っており、いろいろな人にアドバイスを求める傾向にあります。皆さんのアドバイスが同じ方向を向いていれば良いのですが、多くの場合、その方向性は違っています。このような場合、親はどの人の意見を聞いたら良いのか悩んでしまいます。親が迷うことは、子どもにとって良いはずはありません。一番良い方法は、親と患者さんが信頼できる人の方法に従っていくことだと思っています。

彼女は養護学校に毎日通学し、少しずつ授業を受ける時間も長くなりました。ただし彼女が授業時間を延長する場合、1時間受けられるようになったから、次は2時間受けようという方法ではありませんでした。1時間10分授業というように、彼女のできうる範囲で授業時間を増やしていきました。養護学校の先生にしてみれば大変だったと思いますが、彼女のペースに合わせて、良くお付き合いしていただきました。養護学校に通学したことは、結果的にその後の彼女の進路に大きな影響を与えました。何故ならば、ほぼマンツーマンで授業を行ってくださったので、勉強の遅れていた分を取り戻すことができたからです。私の見ていた不登校の患者さんでも、心の悩みは解決し学校に通学できるようにはなったのですが、学力が伴わず再度不登校になってしまった子どもさんがいます。ですから、学力が追いついているということは極めて大事だと考えています。

余談ですが、現在病弱養護学校は、ネフローゼの患者さんの減少や気管支喘息の治療が向上したということもあり、通学者が減少しています。私が勤務していた病院に併設されていた養護学校も同様でした。そこで通学者を増やすために、この養護学校では不登校の子ども達を受け入れたのです。普通学校には通学できない子ども達も、養護学校であれば通学できます。問題は、この間に心の問題を解決しないと、普通高校進学後、結局不登校になってしまうということです。フリースクールを作ることも重要ですが、既存の施設の使い方を変えていくことも重要だと思います。私は、病弱養護学校で不登校の子ども達を受け入れて心の問題を解決するという方法も、不登校解決のためには重要な手段だと考えています。

さて、彼女も中学二年生の後半になると毎日通学できるようになりました。そこで普通学校に転校できるように、時々普通学校に通学させてもらうようにしました。普通学校への通学に関して心配していた彼女でしたが、クラスメートは温かく迎え入れてくれました。そして、中学三年生の春から普通学校に通学するようになりました。養護学校できちんと指導してくださったおかげで、普通中学に戻っても成績は優秀でした。気持ちのほうも整理がつき、夏休み明けには受験勉強も大変になり、病院に来る時間がもったいなくなったので、中学三年生の秋に治療を終了しました。

彼女の治療がうまくいったのには、家族やスタッフの協力があったということはいうまでもありません。特にご両親は私のことを信頼してくださり、同じ方向で治療ができたことが大きかったと感じています。そしてもう一つ、彼女が頑固であったということも、治療上大きな意味を持っていたと思っています。それは、決めたことは絶対に守るという性格だからです。私と彼女は治療の契約を結ぶのですが、彼女は彼女なりに考え、できる約束しかしませんでした。そのことが治療を着実なものにしていたと思っています。勿論、頑固な性格だったから、このような病気になったという可能性は否定できません。しかし、繰り返しになりますが、治療するにあたって、その患者さんの性格を理解し、うまく活用していくことも重要なのです。

その後彼女は地元の進学校に進み、順調に大学を卒業しました。現在は結婚し、子どもさんもいらっしゃいます。その彼女と再会したのは、私が一関の病院を離れ、国会議員になってからのことでした。彼女の治療をやめてから7年が経過していました。音信不通になっていたのですが、私が講演で一関に行った時に、駅で彼女の父親と偶然出会いました。運命だったような気がします。

その後彼女と再会しましたが、彼女は少女から大人に変わっていました。不登校、そして拒食症の時期のことはほとんど覚えていないそうです。思い出したくないからというわけではなく、本当に忘れてしまったといいます。しかし苦しかったことだけは覚えていて、どのような体験をしてもあの当時と比較すれば苦労とは思えないと話をしてくれました。

彼女の結婚式に招待していただきました。お祝いの言葉を述べているときに、感動で胸が熱くなりました。医師という仕事が本当に素晴らしいものであるということを、再確認した時でもありました。久しぶりにご両親と再会し、ゆっくりお話しさせていただきました。私だけではなく、ご両親も彼女の死を覚悟した時期があったそうです。彼女は全く考えたことがなかったみたいです。私の治療を受けていて、普通高校に戻れる頃に、やっと私のことを信用できるようになったと話してくれました。確かに自分でも治療できるかどうかはわかりませんでしたから、彼女がそう感じたのは当然かもしれません。彼女やご両親からは、先生は命の恩人ですと言われ、素直に喜びを感じました。でも私も彼女に感謝しています。何故ならば、もし彼女が良くなっていなければ、私は心療内科の医師として診療することはなかったと思っているからです。今の私があるのは、彼女のおかげだと言っても過言ではありません。もう一点大事なことは、彼女を治療する中で、私も多くのことを学ばせていただいたということです。この経験は、その後の患者さんの治療に本当に役に立っています。

働くことにより自信を取り戻した一例

前の症例は、家族関係が変わって拒食症が良くなった患者さんでしたが、今度の症例は、家族関係は変わらなかったものの、本人の考え方が変わって良くなった拒食症の患者さんです。

私の事務所では、社会復帰のために、拒食症だった女性が2人働いていました。一人は23kgまで痩せた患者さんです。治療を始めたのは闘病生活6年後で、本当にひどい時期は終わっていました。その女性の発病から当時までの経過は週刊誌で取り上げられ、併せて私のことも紹介していただきました。

もう一人の女性は、外来で診療し、その後事務所で働くようになりました。彼女が受診したきっかけは、彼女の母親がりらくの記事を見て、娘さんに私の外来受診を勧めたことでした。本人はこれまでに幾つかの病院を受診し、医師からひどい仕打ちを受けていたので、病院嫌いになっていました。例えば最初の病院では「患者さんは信用できないから」と言われたそうで、かなり傷ついたと話してくれました。次の病院ではその先生が書いた本を読まされて、「私の言うことを聞けば治るからその通りに行動しろ」と命令されたそうです。納得できないのでその指示に従わなかったところ、その先生から怒られたということでした。ですから本当は受診したくなかったのですが、母親を納得させるために、仕方なく私の外来を受診しました。

彼女は民間の会社に勤めていたときに拒食症になりました。私の外来に来た時は、162㎝、38kgでした。痩せて、顔は青白く、元気がありませんでした。拒食症になったきっかけは、職場での悩みでした。悩んでいることを誰にも打ち明けられずにいたために、ストレスで食事が取れなくなっていました。数kg体重が減った時に、同僚から「痩せたんじゃない」と言われました。これまで彼女は、自分は一人ボッチで自分のことなど心配してくれる人などいないと考えていました。ところが自分が痩せたら言葉をかけてもらえたので、この時彼女は、痩せたら同情されて皆から注目される、そう考えて食事を取らなくなりました。

最初は彼女の思惑通りで、皆が彼女を心配してくれるようになりました。ところがしばらくすると、彼女が想像しなかったことが起こったのです。それは急激な体重減少による体力の低下でした。そのため日常生活も支障をきたすようになりました。そこで食事を取ろうと思ったのですが、今度は体の方が食事を摂取できない、食べても吐いてしまう状態になっていました。

このようなことを書くと、体が食事を受け付けなくなっている印象を受けるかもしれません。確かに絶食後は胃をはじめとした消化器の機能が低下しているため、食事の量は制限されます。しかし、彼女のような人達の場合は、肉体だけの問題ではなく、精神的な問題で食事が取れなくなっています。何故ならば、食事を取り体重が増えれば、周囲の皆から心配してもらえなくなると考えているからです。彼女は、肉体的そして精神的な理由で食事がほとんど取れなくなり、入院治療が必要になりました。

入院後、努力したのですが、思うように食事を取ることができません。それは当然のことで、食事を取れない根本的な原因は彼女の悩みや自信のなさにあるわけですから、そのことを解決しなければ改善するはずはありません。さらにその入院先で、担当の医師から「拒食症の患者さんは信用できない」と言われたのですから、彼女のショックは大きかったと思います。こんな病院にいたくないと、体重を測る時に服の中に重りを入れ、体重をごまかして、3ヵ月後やっと退院にこぎつけます。勿論、根本的な問題は解決していませんから、職場に復帰できず、家で暮らす生活になりました。

彼女は治ってから当時を振り返って、「あの頃の私は本当に治したいとは思っていなかったのかもしれない」と話してくれました。それは、疾病利得により、それなりの生活をおくっていたからです。つまり病気になっていることで、周囲が心配してくれる、しかも自分がやりたくないと思うことは何もしなくて良かったからです。我ままがまかり通り、ある種のストレスから解放されたのですから、彼女にとっては居心地が良かったのだと思います。このように、病気になって得られる利益のことを「疾病利得」と呼んでいます。しかしこのような患者さんは、元来は真面目な人が多く、自分の今の状況に満足しているわけではありません。ですから疾病利得を享受しながらも、そのようなことをしている自分が許せないのです。彼女も例外ではありませんでした。ある時期から仕事をしなければと思うようになり、職を探し始めました。ところがどの企業を受けても不採用で、自信をなくし、さらに落ち込むと同時にあせっていたそうです。

私の外来を訪ねてきた頃は、本気で治そうと考え始めていた時期でした。勿論、家でブラブラしていたこの時の状況も決して居心地が悪いわけではありません。何故ならば、社会の中で受けるストレスから解放されていたからです。一方、社会から逃避している自分に満足しているわけでもありません。というより、何とかしなければならないという気持ちが強かったと思います。しかしどのようにして良いのかわからず、考えれば考えるほど落ち込んでいきました。要するに、自分の頭の中の天秤が、現状維持と社会復帰との間で揺れ動いている状態でした。

社会復帰の方に少しだけ天秤が振れ、母親から言われて仕方なく外来を受診した彼女が待合室で待っていた時に、やっぱり帰ろうと思ったことがありました。それは、私が前の患者さんの家族に強い口調で話をしていた声が聞こえてきたからです。元々仕方なく受診しているのですし、私が怖そうだったので、帰ろうと思うのは当然のことです。考えているうちに名前を呼ばれ、仕方なく診察室に入ってきました。

彼女はおびえた気持ちで入ってきたそうですが、話をしてみると全然雰囲気が違っていたので、安心したのと同時に、それなりに自分の気持ちを伝えることができたそうです。前に受診した病院の医師とは違っていたとも彼女は話をしてくれました。そこでどこが違っていたのか私も関心があったのでその後彼女に尋ねたところ、私が彼女の目を見て話をしてくれたので信用してみようかという気になったそうです。これまで彼女が受診した医師はカルテを書くことに夢中で、彼女の目を見て話をすることがあまりなかったようで、診療時間も短く、十分に自分の気持ちを伝えられなかったそうです。私の場合は、最低でも30分は診療時間にあてています。ですから患者さんの話を十分に聞くことができるのです。彼女は診療が終わって、さっぱりした気分になって帰宅したそうです。

さらに、彼女にとってもう一つこれまでの診療と違ったことがありました。それは薬が一剤も処方されなかったことです。これまでは山のように薬を抱えて帰ったそうです。困ったことがあったら連絡していいからね、と携帯電話の番号を教えたのですが、彼女から電話がかかってくることはありませんでした。電話をかけようと思ったこともあったそうですが、迷惑かなと思ってやめたそうです。

次の診療の時に、就職したいけれど職がなくて困っているという話を彼女から聞きました。私の東京事務所では拒食症だった患者さんを雇い入れていたので、仙台の事務所でよければ働きませんかと話しました。ただし私の一存では決められませんから、スタッフと相談してから連絡しますと伝えたのですが、彼女は私の話を信じられなかったそうです。確かにこれまでで2度しか診療したことのない医師から働かないかと言われても、信じられるはずがありません。しかもその当時、彼女は彼氏と別れ、誰も信用できない状態になっていました。私から連絡など来ないだろうと思って帰ったそうです。ところが数日後に連絡が入ったので、彼女は本当に驚いたそうです。

すぐに事務所で働き始めたのですが、暗く元気がないので、ちょっと困ってしまいました。予想はしていたのですが、暗い雰囲気はそれ以上でした。ちびまる子ちゃんに出てくる野口さんとでも言えば良いのでしょうか？　しかしたまにみせる笑顔は可愛くて、スタッフ全員が何とかあの笑顔を取り戻してあげたいという気持ちで彼女に接してくれました。

私は、彼女を他のスタッフ同様、分け隔てなく接したかったので、昼食の時も彼女を一緒に連れて行きました。何故ならば、特別扱いすることを望んではいないと思ったからです。しかし、後から彼女に言われたのですが、拒食症の彼女にとって、スタッフ皆で食事に行くことは苦痛以外のなにものでもなかったようです。私達は彼女が食べられるものが置いてある店を探して行きましたし、彼女が食べられない分は若い男性秘書が食べていました。私達なりに気をつかったことに対して嬉しく思うと同時に、このようなことで周囲に気をつかわせて申し訳ないと思うだけではなく、食べられない自分自身が嫌だったようです。ちなみに「それでは一緒に行かなかったら良かったの？」と尋ねたところ、一人だけ置いていかれたら寂しかったと思うと答えていました。一つひとつの出来事に対しての対応は難しく、本当に気をつかいました。

彼女も少しずつ打ち解けてきましたが、気分にむらがあり、ちょっとしたことで落ち込んでしまいます。その時は時間がある限り彼女の話を聞くようにしましたし、スタッフと話し合いをしたこともありました。スタッフから彼女の様子がおかしいと言われた時には、夜に電話をかけたこともありました。そんな中、彼女との信頼関係が大きく変わった出来事がありました。

彼女が働き出してから数ヵ月後、テレビ局から拒食症の患者さんの取材をしたいという依頼がありました。東京の秘書だけではなく、仙台の彼女も取材して欲しいとお願いしました。それは、拒食症でも頑張って社会復帰しようとしている彼女の姿を、多くの人に知ってもらいたいと思っていたからです。拒食症の患者さんの場合、社会復帰できないだろうとあきらめている方も随分いらっしゃいます。その気持ちがさらに病状を悪化させている場合もあります。そのような人達が彼女の姿を見て勇気づけられ、良い方向に向かうことがあると考えたからです。彼女にも了解を取ったのですが、本人は本当は嫌だったようです。テレビ放送は関東だけで、彼女の名前は勿論出ませんでした。しかし、たまたま彼女と同じ病気の知り合いの子が、このテレビ番組を見たそうです。そしてその子が、彼女の姿を見て私も頑張ろうと思ったということを伝えてくれたのです。彼女にとっては意外だったそうですが、その子から電話をもらって、テレビに出て良かったと感じたそうです。

このテレビ局の取材の時に、彼女との信頼関係ができ上がっていく事件がありました。テレビ局の人は、彼女が食事をしているところを録画したいと言うのです。私には何故そのような場面が必要なのかわかりませんでしたし、彼女が嫌がっているのでやめて欲しいとお願いし、その場面は取材しないことになっていました。ところが取材当日、しつこく取材させてくれと言い寄ってくるのです。あまりにひどい態度だったので、私はその取材陣を怒鳴りつけ、お引取り願うことにしました。私のあまりの剣幕に彼女は驚いたようですが、それ以上に自分を守ってくれたと感じ、さらに信頼関係ができ上がっていきました。

私と彼女の就職の条件は、毎月1kgずつ体重を増やすことでした。最初は努力したようですが、太ってしまうと誰も心配してくれなくなるのではないかという不安が強く、それ以上体重を増やすことをやめてしまいました。

彼女を含めて拒食症の患者さんは、体重を減らすことで注目を集めている、さらには周囲から優しくしてもらえるというメリットを享受していると考えられます。しかし、あまりに痩せすぎると、日常生活が大変になります。そのため患者さん達は病的に痩せているけれど、日常生活は何とかできるという体重が理想的なのです。その体重は、160cmぐらいの患者さんであれば、38kgぐらいです。40kgを超えると、痩せてはいますが、病的には見えないのです。病的に見えなければ、これまで享受しているメリットがなくなるという不安があるから太れないのです。そのために40kgを超えないように無意識のうちに体重を調節しています。私はこれを40kgの攻防戦と呼んでいるのですが、この線を突破するのは大変なことです。

実はこの時期、彼女には体重が増えないもう一つの理由がありました。運が悪いことに、通勤電車の中で別れた彼氏と再会したのです。その時に言われた言葉は「あんまり痩せてないな」という一言でした。彼女は自分をふった彼に対して、痩せている自分を見せることで、精神的に苦しんでいるのだと認めさせたいという思いがあり、食事をコントロールしていました。彼女の気持ちを理解しようとしなくなっている彼に対して、自分の気持ちを理解させるために自分の体を犠牲にしている、自分自身でもばかばかしいとはわかっているのですが、行動が伴っていかないのが悲しいところです。

彼女が私の事務所で働き始めて半年、ある程度良くはなったのですが、その後は一進一退が続いていました。そこで私も勝負に出ることにしました。彼女もやっと事務所に慣れてきたところで、この事務所以外彼女の行き場がないことはわかっていました。そこで、少し威《おど》したほうが彼女にとっては良いと判断したので、「本気で治したいと思えないのなら、私は責任を取れないので辞めてくれないか」と切り出しました。実際、良くならないのであれば彼女のためにもなりません。もっときちんとした治療をしてくれるところを探した方が良いに決まっています。彼女はこのことを伝えられた時、やばいと感じたそうです。何故ならば彼女にとって、私が思っていた以上に私の事務所は居心地の良い場所になっていたからです。

しかしこれだけしか伝えなければ、自信のない彼女は「私は不要だからそう言われているに違いない」と考えてしまいます。そこで、次のようなことも伝えました。「私達は、あなたが痩せているから大事にしているわけではない。真面目で一生懸命だから応援しているのであり、事務所にとって今や重要な戦力になっている」ということと、「仕事ができるようになったのだから、もはや痩せる必要はない。あなた自身が思っている以上に私達はあなたの能力を認めているし、これまで頑張ってきたことを評価している」ということです。

ラッキーなことに私はこの勝負に勝ちました。彼女は食事の量を増やし、体重は増えていきました。しかも、さらに仕事もできるようになっていきました。彼女にとって、自分が必要とされている、認められていると感じることが、何よりの薬だったからです。

順調に回復していくのかと思えたのですが、相変わらず時々具合が悪くなるのです。その原因は母親との関係にありました。母親は普段、単身赴任している父親のところにいるのですが、時々彼女のことを心配して家に戻ってくるのです。調べてみると、ちょうどこの時に具合が悪くなるのです。

母親は心配しているからでしょうが、仕事から帰る時間が遅いとか、このようなものだけ食べていては駄目だとか、とにかく文句ばかり言っているそうで、そのために嫌になってくるのだそうです。母親は親として当たり前の注意をしているつもりでしょうが、彼女からすれば怒られているとしか感じられません。ですから、仕事をしていても遊んでいても、家に帰ったら何を言われるのだろうかと考えてしまい、具合が悪くなるのです。実際はどの程度言われていたのかわかりません。しかし、このような患者さんは、実際に言われたからではなく、言われるのではないだろうかということを想像して具合が悪くなることの方が多いのです。この頃になって、彼女が何故拒食症になったのか本当の原因がわかりました。

彼女は子どもの頃から優等生だったそうで、母親の期待にきちんと応えられている、いわゆる「いい子」でした。ところが大学卒業時に母親の望む公務員試験に落ち、この頃から母親に対する「いい子」を演じることができなくなっていました。それは公務員試験に落ちたということだけではなく、本当に彼女がやりたい仕事は彼女の母親が望むものではなかったということにもあるのです。結局彼女は、自分のやりたいと思っていた職場に就職することができました。これは、母親に対する彼女のささやかな反抗だったそうです。その後病気になった時、母親からはあのような会社に入ったからだと言われたそうです。勿論私の事務所で働いていることも、快く思ってはいないようです。

母親にはっきり言ったらどうなのかと言うと、可哀そうでできませんと答えるのです。母親の期待に応えなければという思いは今も変わりません。しかし一方で拒絶しているところもあり、母親からは「私のこと嫌いなのでは」と言われているようです。このように、お互いの思いを伝えられない関係だから、母子関係はさらに悪くなってしまいます。いつも母親の期待に応えてきた姉と比較され、さらに彼女は苦しんでいきます。しかも母親は、自分の考えは正しいと感じているようで、彼女との溝はますます深くなっていきました。彼女は、私の事務所を辞める時も母親の言動を気にしていました。彼女が本当に治ったと言えるのは、母親との関係が変わり、今の彼女を押さえつけている「殻」を破った時だと私は考えています。

私は月に一回「市民政策調査会ミヤギ」という市民向けの勉強会を開催しています。この会は、政策を官僚や政治家だけに任せるのではなく、自分達で作っていこうという思いで立ち上げました。しかし現実は厳しく、政策を作るまでには至っていません。結局、皆で勉強しようという会になっています。当選以来20年間継続し、これまでに171回（この原稿を書いている時点で）開催してきました。これまで取り上げてきたテーマは医療、介護、経済、環境等様々です。この勉強会で摂食障害を取り上げることにしました。この当時私は、彼女はほとんど治っていると感じていたので、彼女に自分の体験談を発表して欲しいとお願いしました。私は彼女が拒食症を克服したことを素晴らしいことだと思うのですが、彼女にとっては恥ずかしい体験であり、人前で話をするなど考えられないというのです。しかし、良くなったということを知ってもらうことが多くの人を勇気づけるのだからと説得して、話をしてもらうことになりました。

彼女は事務所で原稿を書きながら涙を流していました。辛かったことを思い出したからだと思います。本番でも涙で原稿が読めなくなりました。泣いていたのは本人だけではなく、会場に来られていた人達も同様でした。発表が終わった後、多くの人達から感動したと言われ、この時初めて発表して良かったと感じたそうです。その後、この会だけではなく、何回か自分の体験を発表してもらいました。どこでも多くの人に感銘を与え、原稿が欲しいと言われることもたびたびでした。人前で発表したことが、彼女の考えを変える大きな原動力になりました。何故ならば、今の彼女にとって、拒食症であったということは恥ずかしいことではなく、自分はその病気を克服したという自信に変わっていたからです。

うちの事務所で働き始めて2年ぐらいたった時だったと思います。彼女の仕事の態度を見ていると楽しいという感じがしないのです。彼女と話をしてみると、ここで仕事をしていることに不満はないけれど、しかし本当に自分のやりたい仕事ではないと言うのです。彼女と相談した結果、他の企業で働けるかどうかわかりませんでしたが、事務所を辞めて他の会社で働いてみることになりました。彼女は仕事を辞めた翌日から企業回りを始めました。この彼女の行動力に私だけではなく、スタッフ全員が驚いていました。

さらに驚いたことに、その翌日には仮採用されたのです。その当時は就職難だったにも拘わらず、すぐに仕事が見つかったのですから彼女の能力が如何にすごかったのかということがおわかりいただけると思います。ただし彼女の話を聞いて、悲しかったということか怒りを覚えることもありました。それは、履歴書に拒食症だったと書くと、採用を取り消されてしまった会社もあったことです。現在病気ならまだしも、完全に治っているにもかかわらず社会の中ではまだ受け入れられていないことに憤りを感じました。このような差別や偏見をなくしていくことも、これからの重要な課題だと思っています。

事務所を辞めた当初は中小企業で働いていたのですが、現在は外資系の会社で品質管理を行っています。結婚もし、子どもさんも生まれ、お母さんになりました。外来で治療を始めた時には、ここまで良くなるとは本人も思っていなかったようです。確かに、生きる希望を失っていたのですから、当然のことかもしれません。

随分前に会った時、事務所では黒か地味な色の服しか着ていなかった彼女が白を基調としたセーターを着ていました。嫌だからこの職場を辞めたのではなく、新しい自分に挑戦したかったから辞めたのですと言っていました。このまま事務所のスタッフに甘えているのでは自分が駄目になるとも考えていたようです。彼女は社会復帰を遂げ、結婚することもできました。本当に良かったと思っています。私が治療を始めて彼女が社会復帰するまで、約2年間かかりました。長かったような気もしますし、今になれば短かったようにも思います。しかしはっきりしていることは、病院だけで治療していたのではまだ社会復帰できなかったということです。彼女のように社会復帰を考えていても、現在の社会の中にはその受け皿となる環境はほとんどありません。彼女を治療しながら、今後社会復帰のためのリハビリ施設を作ることが必要だと痛感させられました。

勉強し目標を持つことにより改善した一例

この患者さんは高校時代から不登校になったのですが、6年かけて高校は卒業しました。その後大学に進学しようとしたのですが、目標が高すぎて手が届きそうもないので、2年ほど家に引きこもっていました。大げさに言えば、人生をあきらめているところもありました。治療を始めて1年程度たっても状況はあまり変わりませんでした。それは、治療者の私も、患者さん本人も何が原因で今の状況になっているのかよくわからなかったからです。

実はこの患者さんだけでなく、原因を探ろうといろいろ話をしてみるのですが、よくわからないと言われることが多いのです。本当はわかっているけれど話をしたくないという人もいますが、多くの場合本当にわからないのです。その原因は大きく二つあると考えられます。一つは患者さんにとって自分の病気と向き合うことは大変なことで、考えないことで自分自身を楽な場所においているからです。もう一つは、分析の仕方が全くわからないためにどのような方法でその原因の究明にアプローチしてよいのかわからないからです。

一方、不登校になった原因はよくわかりませんが、具合の悪くなった時期だけは、はっきりしています。この患者さんの場合は不登校になった時です。このように、不登校の患者さんの場合には、学校に行かなくなった時期が具合が悪くなった時ですし、摂食障害の患者さんにとっては、食行動の異常が始まった時が具合が悪くなった時です。

当然のことですが、問題の本質は、いつ病気が始まったのかではなく、何故そのような病気を発症したのかということです。しかし患者さんも家族も、不登校や摂食障害という現象だけを捉え、学校に行けるようにしようとか食事をきちんとさせようとか考えてしまうので、病気は一向に良くなりません。どの病気でもそうですが、原因を探し、それを治療するはずです。熱が出ている場合には熱の原因を考えます。肺炎かもしれません。腎盂腎炎や脳炎、癌の場合もあります。発熱の原因を考え、その原因の治療を行うはずです。毎日解熱剤だけ飲んで、それで経過を見ることなどありえないと思います。

ところが、「不登校」や「引きこもり」、そして「拒食症」の患者さんの場合には、その原因を探るのではなく、学校に行かせよう、家から出すようにしよう、食事を取らせようとします。要するに、発熱の患者さんでいえば解熱剤で熱を下げることと同じことをしているのです。患者さんが何故そのような行動をするのか、どこに原因があるのかを検討しないので、問題の本質がわからないのです。

病気は良くならないし、基本的に否定的な考えを持っているために、将来にも希望が持てません。ですから、過去を振り返り、学校に行けば良かった、食事を取れば良かったと後悔している患者さんが多くいらっしゃいます。この患者さんの場合も同様で、高校生の時点から不登校気味になったので、高校生に戻ってやり直したいということを盛んに言っていました。しかし私はドラえもんや神様ではありません。時間を戻してくれと言われても無理な話です。ましてや、本当の原因は発病時期にあるわけではなく精神的なところにあるのですから、この点を改善しない限り良くならないのです。

その後カウンセリングを繰り返していくうちに、将来に絶望感を抱き、この患者さんの思考回路が停止してしまうことがわかりました。この患者さんは脳の研究をしたいと考えていました。そのためには医学部に行くしかない、しかし自分の家にはお金がないので国立に行かなければならない、ところが自分の実力ではとても無理なのでどうしていいのかわからないというのです。普通に考えれば、勉強するか方向転換すれば良いと思うのです。しかし彼女の場合は、後ろばかり振り返って、前に進もうとすることはありませんでした。一番後悔していたのは高校を6年間かけて卒業したことでした。普通に3年間で卒業していればよかった、そのことができなかった自分に対して失望していました。

最初に外来を受診した時には化粧は濃く、表情は乏しく能面のようでした。綺麗な顔立ちをしているのだから、それほど化粧をする必要はないと私には思えました。後でわかったことですが、中学時代はクラスの男子生徒からブスと言われ、随分いじめられていたようです。ですから顔を気にしており、そのために、化粧は念入りにしなければ納得がいかないのです。中学時代、本当にブスだったのかどうかわかりません。少なくとも、私の目の前にいる患者さんはとても綺麗です。もしかすると、気を引こうと思ってブスと言った人がいたのかもしれません。仮に相手が本気でそう言っていたとしても、本人が顔以外でもいいから自分に自信を持っていれば、それほど傷つかなかったと思います。

診療を始めてから少し良くなってきたようですが、自分に自信がないし自分自身を好きになれないので、とにかく周囲の目が気になるというのです。本人は中学時代のトラウマだと言っています。余談ですが、彼女が成人式に出席した時、同級生から驚かれたそうです。それは中学時代と違って随分綺麗になっていたからです。多くの男の子から電話番号を聞かれたそうですが、私から見れば当然のことだと思います。自分が思っている以上に評価されているのだから、自信を持って良いと言うのですが、なかなかそのように考えてもらえません。

また外来受診当初は、緊張感のためか眼瞼の痙攣が認められました。勿論笑顔を見せることなどなく、話をしても「よくわかりません」と言うことが多かったように思います。少し慣れてきてからは笑顔を見せることもありましたし、表情も明るくなってきました。どうでもいいことかもしれませんが化粧も少し薄くなってきました。

さらに治療を続けて、少しずつ原因が見えてきました。やはり家族の問題で、母親とほとんど口をきいていないというのです。母親が愚痴をこぼすので、嫌いになったそうです。確かに愚痴を聞いていて気分が良くなるはずはありませんし、いい加減にしたらと感じることもあります。彼女の場合は、人の悪口を聞きたくなかったし、別の場所で母親が彼女に関する愚痴をこぼしているに違いないと考えてしまうので、母親を信用できなくなってしまったそうです。ちなみに彼女が家族の中で一番心を許しているのは犬だそうで、その次となると12番目に父親だそうです。何故12番目かわからないのですが、そのぐらい家族を信用していないようです。

彼女の場合、治療するにあたってどこから手をつけていいのかわかりませんでした。話をしていればどこに問題があるのか見えてくるのですが、彼女の気持ちや考え方がよくわかりません。それは、私を信頼していないせいか、あまり答えてくれないからです。結局、自信のないことだけはわかっていましたから、どのような方法で自信をつけてもらえるかということだけを考えることにしました。前述の彼女のように事務所で働いてもらうことも考えましたが、働きたいと考えているわけではないので、無理に働いてさらに自信を失うようでは困るので、それは断念しました。結局、進学を希望しているのですから、勉強することにより自信をつけてもらおうと一緒に勉強することにしました。

幸いにも、私は医師の時代も家庭教師をした経験があったので、教科書程度であれば何とかなります。そこで数学から始めることにしたのですが、最初はほとんど進みませんでした。勉強していなかったのですから当然のことです。しかも、受験する大学のレベルを考えるとあまりにもハードルが高すぎるので、どうせ合格できないだろうと考え、彼女は悲しくて泣いていたようです。一緒に勉強を始めたのは、私が診療を開始して数ヵ月後でしたが、この頃も月の半分は落ち込んでいました。そのために、勉強が進まなかったのです。

しかし、話し合いを進めるうちに、彼女の考えも変わってきました。良いことなのかどうか判断が難しいところですが、医学部の受験をあきらめたのです。現在の大学院の制度であれば、医学部を卒業しなくても医学の研究をすることは可能です。彼女が言うように脳の研究をしたいと思うのであれば、心理学部を卒業して、医学部の大学院に入ればそれは可能です。そのようなことを彼女と話しながら、今の自分を受け止め、自分の力で入学できる大学を目指すことになりました。このことで、曲がりなりも彼女に目標ができました。さらに、勉強するに従って、少しずつやれるという自信を持てたからだと思うのですが、徐々にではありますが、勉強のペースも上がってきました。

彼女が医学部にこだわっていたのにはやはり理由がありました。彼女にとって、自分のよりどころは勉強ができること、親に認めてもらうためには良い成績をとることが重要だと考えていたのです。両親も最初は良い大学に入って欲しいと思っていたようですが、彼女が苦しむようになってから、彼女の望むようにして欲しいと考えるようになっていました。しかし彼女は、この点にこだわり続けました。その結果、苦しみ続けていたのです。

さて、大学に合格できる点数が取れるかどうかわかりませんでしたが、とりあえずセンター試験を受けました。結果は芳しいものではありませんでしたが、彼女なりに満足していました。それは、現時点ではベストを尽くしたからだと思います。これまでであれば、もっと勉強すれば良かったと後ろを振り返るか、勉強しなかった自分を責めるだけでした。しかし前の年はほとんど勉強していませんでしたし、目標もありませんでした。比較すれば大きな進歩です。この点を評価するべきだということを伝えましたし、彼女もそう感じてくれたようです。これまでとは違い、自分にはできないようなハードルを作ってそれができずに落ち込んでしまうようなことは、完全ではありませんがなくなってきました。

センター試験が終わってから、二次試験に向けて勉強しました。一次試験の結果から判断すれば合格するのは難しいと思いましたが、できることはやってみようと彼女なりに勉強しました。試験は何が起こるかわかりません。もしかすると勉強したところだけ出題されるかもしれませんし、来年に向けてと考えれば必要なことです。前期は試験ですが、後期は面接と論文です。良いかどうかは別にして、彼女は他の受験生が経験したことのない「不登校」「過食症」等を経験しました。論文であれば、その経験をしたこと、そして今立ち直っていくために努力をしているということを書けば評価されるかもしれないとも話しました。これまで自分の人生に後悔ばかりしていた彼女ですが、このような経験があったからこそ得られるものがあることを知ってもらいたいと私は願っていました。「先生期待していますからね」笑いながら彼女はそう言いました。それは、私が論文の指導をすることになっていたからです。

一緒に勉強してきましたが、残念ながら大学には合格することができませんでした。前期試験は全然できなかったと話していました。後期試験は、なんと「足切り」で受験すらできませんでした。残念な結果でしたが、目標に向かって頑張ることができたということは多少なりとも彼女の自信になりました。その後専門学校を受験し、二校とも合格しました。父親からは、勿論冗談でしょうが「一年ももたないのでは」と言われたそうです。妹からは「どうせ専門学校でしょう」と。自分が一番遠ざけていた母親だけは少し喜んでくれました。「悲しいね」と話をしたら、期待していませんからという寂しい答えが返ってきました。でも先生が喜んでくれたからそれで満足ですとも言われました。

その当時、彼女は75％ぐらい私のことを信用してくれていたそうです。世の中には、犬だけではなく信用できる人がいるということを知ってもらえたことが、私にとっては嬉しい出来事でした。あまり喜んでくれなかった両親ですが、実際に専門学校に入学が決まってからはきちんと準備をしてくれたそうです。そのなかで、両親も彼女のことを心配してくれていたのだということに気が付き、また、「一人じゃないのだからね」という私の口癖を少しはわかってくれたようでした。この頃彼女は、自分自身が何を求めてきていたのかわかったような気がすると話してくれました。それは、自分のことを理解して欲しいということ、そして、自分のことを理解してくれる人を探してきたということとでした。両親も彼女のことを心配してきました。しかし彼女の気持ちを理解しようとしたのかもしれませんが、残念ながらそれはできませんでした。互いに思いはあってもなかなかうまくいかない、親子であってもいや親子だからこそ難しいのかもしれません。

専門学校に通学するようになり、高校時代とは違って学校に行けるようにはなりましたが、心の整理はついていないので精神的には悪戦苦闘していました。クラスの中に派閥があるらしく、そこでいじめられているようでした。争いは好まないのですが、何やら陰で悪口を言われているらしいのです。綺麗で成績も優秀であれば、やっかむ人も出てくるように思います。ちなみに一年生の時の成績は一番で、「すごいね」とほめたら、「もっと頑張れたはずです」というそっけない答えが返ってきました。自分をほめてあげなければ疲れるだろうに、この点はまだ変わっていませんでした。

一年生の夏に家に帰るのを楽しみにしていたのですが、家に戻って具合が悪くなったと言うのです。また母親から愚痴を聞かされたからで、何も変わっていなかったとがっかりしていました。しかし、試験の時に母親が上京してくれてから、少しずつではありますが関係は変わってきています。母親は、彼女が忙しく勉強しているのに驚いたようでした。彼女は母親に料理を作ってもらい、母親のありがたさを感じていました。

二年生の夏前に、彼女から「両親に生きていていいからねと言って欲しい」と言われました。彼女の両親は彼女に生きていて欲しい、元気になって欲しいと望んでいます。私達からすれば当たり前のことを言って欲しいと言われた時は正直驚きましたし、彼女と両親の関係は彼女から見ればその程度なのだと納得させられたこともありました。実は父親は我が子のことが可愛くて仕方がないし心配しているのですが、そのことを素直に伝えられないのです。専門学校に受かった時もそうでした。ずっと続けていけないのではと心配しているにも関わらず、娘に対して発する言葉は、「どうせ一年もたないのでは」という冷たい言葉になってしまいます。お父さんと話をしてみると、娘は頭が良いので変化球を投げても受け止めてくれると思っていたというのです。しかし、娘は父親が思っているようには受け止めていません。結局、このようなやりとりが問題を複雑にしてしまっていました。

彼女のお願いを伝えるために、ご両親に外来に来ていただきました。そして、そのことを伝えましたが信じられない様子でした。その上で、父親から「桜井先生に言われたから娘に言ったのではやらせになるのではないですか」と言われました。確かにそうかもしれません。しかし、やらせになるかならないかは両親が本当にそう思っているのかにかかっています。この点を伝えると3人で帰宅されました。その後、彼女が東京に戻るときに駅まで送ってもらう車の中で、両親から「生きていていいからね」と告げられたそうです。

彼女は専門学校を卒業し、臨床検査技師の資格を取りました。成績は3年間1番で、さらに上を目指して細胞検査士の資格も取りました。「先生、この資格はかなり難しいんですよ」と嬉しそうに話をしてくれました。

現在は地元に戻って臨床検査技師として働いていて、周りの人ともうまくやっているようです。後輩に困ったことがあったら何でも相談していいよと言ったら、彼女が一番怖くて近づき難いと言われたそうです。ショックだったようですが、そのことを笑いながら話ができるようになったのですから随分良くなったのだと思います。「最近綺麗になったね」と言われるそうです。もともと綺麗なのですから、いい笑顔ができれば、そう思ってくれるはずです。彼女が引きこもっていた時には働くことなど考えられなかったと思いますが、あきらめなければ新しい人生を歩き出すことができるのです。

家庭内暴力を伴った引きこもりの一例

高校時代から不登校になり、その後引きこもりになった患者さんです。不登校になった原因はわかりませんが、治療しながら、やはり親との関係が問題ではないのかと感じました。

私の外来に来た当時、患者さんは家の中で暴れていました。せめてこれが止まらないだろうかということが両親の願いでした。そこで、どうして暴れるのか考えたことがありますかと尋ねたところ、わからないということでした。原因がわからないのであれば止めることはできません。その原因を理解してもらうことから始めました。

私は家庭内で暴れる原因は3つあると考えています。第一に自分の苦しさを知ってもらうため、第二に自分の苦しさを理解してくれなかった親に対する不満をぶつけるため、そして暴れてしまった自分に対して自己嫌悪を感じているためです。引きこもりの患者さん達は、「引きこもる」ということで、親に対して自分の苦しさを訴えています。しかし、親に理解してもらえない場合、次の手段を考えます。それが家庭内暴力になっていく場合もあります。暴れれば親の考えが変わるのではないか、自分の苦しさを知ってくれるのではないか、そう考えるからです。勿論、自分の苦しさを理解してくれない、さらには親の育て方が悪かったから今の自分があるというように、親に対しての不満があることも確かです。しかし、根本的に親が嫌いかといえばそうではありません。嫌いであれば家出をしますし、わざわざ「引きこもる」という方法で自分の気持ちを伝えようとはしないからです。一方、基本的に真面目な彼らは、今の自分に対して嫌悪感を持っています。本来、人一倍プライドが高いだけでなく、こうあらねばならないという考えが強いのですから、今の自分を許せるはずがありません。何故自分は引きこもっているのだろうか、何故暴れてしまったのだろうか、その後悔の念をぶつける場所がないからまた暴れてしまうのです。暴れている理由が理解できれば、対策を立てることは簡単なことです。

この患者さんの場合にも、矛先は両親に向けられています。母親に対しては奴隷のように扱っていましたが、本当に不満を感じていたのは父親に対してだったのかもしれません。実は、それを確認できた事件がありました。それは、母親が法事のために実家に戻った時のことでした。母親が不在となり、父親と彼と2人きりになりました。これまで父親が息子と話をする機会は殆どなかったので、絶好のチャンスでした。しかし、父親と息子が話をすることはありませんでした。私も3人の子どもの父親なのでよくわかるのですが、子どもに対して話をするネタがあまりありません。友達関係もよくわからないし、ゲームの内容もテレビドラマのこともよくわからないからです。結局学校のこととなると勉強のことが中心となり、今度は子ども達があまり話をしたくないというように、共通の話題がないのです。ましてや、単身赴任でほとんど家にいなかった父親と、引きこもっていてあまり趣味のない息子では、共通の話題もないのかもしれません。しかも、これまでも殆ど話をしたことなどなかったのですから、話をすることが無理なのかもしれません。しかしそれは親側の考えであって、子どもは違っているのかもしれません。いずれにせよ、母親が帰ってきてから彼は派手に暴れました。父親と話す機会があったのに話をしてもらえなかった。彼にとっては相当ショックだったと思います。しかしこの事件以後、父親の態度が変わり始めるのです。

私は受診当初から、父親に対して子どもに話しかけて欲しいとお願いしていました。

しかしこれまで殆ど息子と話をしたことはありません。しかも彼が部屋に引きこもっているために、顔を合わせることもあまりないのでなかなか話ができませんでした。自分が話しかけなければいけないことは理解してくれたのですが、行動が伴いません。

繰り返しになりますが、家庭内で暴れている場合、一般的には暴れている子どもは親を嫌いなのだと思われがちですが、実は全く違います。もし本当に親が嫌いであれば家出をしています。大好きな親に自分の苦しみを知ってもらいたいから引きこもるのです。ですから大好きな親でなければ、この問題を解決できません。だからこそ、親に変わってもらいたいと考えているのです。

実際、父親が少しずつ話しかけるようになってから、患者さんの態度は変わっていきます。暴れる回数も減ったのです。月に一度しかカウンセリングできないのですが、一ヵ月間暴れない時期がありました。当初の目的を達成したのですから両親はもう少し喜んでくださるのかと思ったのですが、そうではなく大噴火の前兆ではないのかという心配をしています。しかし、暴れる原因はわかっているのですから、両親の態度が変わってくれれば治まるはずです。もう少し治療者を信用し、自分たちが努力している方向性は間違いではないという確認をしていただきたいと感じていました。そしてもう一つ、自分たちが息子さんの治療をできるという自信を持っていただきたいと思っていました。

僅かずつですが父親は変わってきました。しかし母親は全く変わりませんでした。外来に来るとため息をついて、何も変わらないと訴えるのです。暴れなくなっても、下の部屋に降りてくるようになっても、さっぱり良くならないと愚痴をこぼすのです。自分は子どもの奴隷となり、様々な要求を浴びせられ大変だが、夫は何もしないから良くならないと言うのです。私から見れば、夫は努力しています。息子さんの状態も良くなっています。変わっていないのは母親だけでした。あまりに愚痴ばかりなので母親に注意をしたら、次回の診療の時にはすねて何も話をしませんでした。自分が愚痴をこぼしていたことに対して反省の意思があったのかわかりませんが、このような行為はまるで我が子が引きこもっていることと同じ行為にしか思えません。つまり態度が極端なのです。

勿論、完全に問題が解決したわけではありません。しかし良くなっている点もあるのですから、そのことを評価するべきだと思います。完璧主義といえば聞こえは良いのですが、一歩間違えばただの我がままでしかありません。とにかく、何も話をしないことが私に対する抗議の意味なのでしょうが、正直あきれてしまいました。代わりに父親が事細かに報告してくれました。このことで父親が自覚し、本気で向き合ってくれれば怪我の功名ということになるのかもしれないと思いました。

ところで、この患者さんはアトピー性皮膚炎を合併しています。といってもそれほどひどいものではありません。しかし、このことが原因で恥ずかしくて外出できないと訴えています。何故ならば、元々真面目な彼にしてみれば家でだらだらしている行為は許されるものではなく、彼が考える外出できない正当な理由が必要だからです。そこで親に対しては、アトピー性皮膚炎があるから外に出られないのだと訴えています。母親には如何に大変かということをとうとうと述べていますが、これは苦しみを理解してくれないからかもしれません。あるいは、母親からいろいろ言われるのでその防御策として、アトピー性皮膚炎を理由に使っているのかもしれません。

話は変わりますが、私はこの患者さんのお宅を一度だけ訪れたことがあります。本人は不安だったと思いますが、私を迎え入れてくれました。彼との話の内容は「患者さん本人も大変だなあ」と私なりに理解していることを知って欲しいということと、両親が彼の気持ちを理解しようとしているということ、そして特に父親が変わろうと努力しているというようなものでした。10分程度話をしたら、暗い話はやめてもらいたい、私だって考えていることがあるのだからと言われたので、そこで終了しました。別れ際に彼の手を握って「一人ではないのだからね」ということを伝えて帰ってきました。この日は父親と彼の2人だけでした。往診料は受けとらず、ボランティアでお伺いしました。忙しいさなか時間を取って行ったのに、母親は仕事のために不在でした。私が訪ねていくことが、家族にとって、そして息子にとってどれほど重要なことか、母親はわかっていたのでしょうか。今回のことを通じて私は母親に対して不信感を抱くようになりましたが、息子さんも私と同じような気持ちを抱いているのではないかと感じました。

私が訪問した後、彼はとても穏やかになったそうです。両親からどういう話をしたのかと尋ねられたので、外来で話をしている通りですとお答えしました。実際その通りなのですから。

父親との関係が変わって、彼の考えも変わってきました。外出してみようかという気持ちが出てきたのです。しかし、愚痴をこぼしまくる母親が変わっていかなければ、この先改善していくことは難しいのではないかと感じています。前述しましたが、子どもに対して愚痴をこぼすことは、マイナスはあってもプラスになることは何もありません。この家族も、母親が子どもに父親の愚痴をこぼしていました。これでは、子どもは父親のことを好きにはなれないでしょう。皆さんも何気なく愚痴をこぼしていると思います。そのことが、周囲にどのような影響を及ぼすのか一度考えていただきたいと思います。

親の努力が報われた一例

患者さんは高校二年生から不登校になり、その後10年程度「引きこもり」になりました。ただし、この患者さんはずっと家にいるのではなく、何回か働こうと家を出たこともあります。しかし残念ながら長続きしないのです。私が患者さんと向き合うようになったのは、引きこもるようになって8年ぐらいたってからだと思います。

患者さんは東京の超難関高に入学しました。しかし、結果的には退学してしまいます。その理由は本人から話を聞いていないのでよくわかりません。患者さん本人には3回程度会ったことがあります。

私の外来を受診しているのは主に父親で、非常に研究熱心です。以前はその熱心さがあだになっていました。彼は高校時代に不登校になりましたが、その時父親は子どもをしかりつけ、時には暴力を振るったそうです。そのため、父親と子どもの間には高い壁ができてしまいました。その後父親は、患者さんの状態が良くならないので様々な勉強会に出て、子どもとの接し方を学んでいきます。私の外来を受診されたのもその一環で、この時には自分の未熟さを恥じておられました。

外来で父親と話をしていると、息子に自分の思いを賭けたいという気持ちが強く伝わってきました。患者さんの父親は高卒で、学歴社会の中でハンデを背負ってきたので、息子には自分のやりたかったことを成し遂げて欲しい、あるいは自分は学歴で苦労したのでそのような思いは息子にはさせたくない、そんなことから、息子の教育にはとても熱心でした。ちなみに私の父親も高卒で、学歴のハンデを背負っており、私に対してこうなって欲しいという望みは持っていたようです。しかし、強く言うことはなかったので私は救われたのだと思います。

父親が少しずつ変わって、息子の態度もそれに伴って少しずつ変わってきました。ですから、時々外に出て働こうとした時もありました。しかし、自分自身に対する自信はありませんでしたから、何か失敗があると元気をなくして戻ってくるという感じでした。

このような状況の中で私が気になったのは、父親が自分の価値の押し付けをし続けていることでした。以前よりは良くなったのだと思いますが、肝心な点は変わっていないのです。

例えばバイクで名古屋まで行ってみたいと本人が言うと、危ないから止めろと言うのです。息子を案じる気持ちはわかりますが、本人がせっかくやる気になっているのにその芽を摘んでしまいます。また、少し良くなってきているようなのでアドバイスをしてやりたいというのです。この時期にはこのような本を読んだほうが良いとか、元気になってきたら大学に進学したほうが良いというように、父親からすればアドバイスかもしれませんが、本人にとっては父親の価値の押し付けでしかありません。黙っていても本人が気が付けば実行すると思います。父親から言われて従うのであればもっと早くに良くなっていたでしょうし、このような病気にはなっていなかったはずです。

彼の父親に限らず、子どもに対して何も言わずに我慢することができない親が結構います。ある高校生が不登校気味になった時、その母親は口をすっぱくして息子に学校に行けと言いました。しかし子どもは親の言うことは無視して、気分が向かないと祖父母のところに行っていました。実はそのことを母親も知っています。さらに、自分が学校に行けといっても息子は学校に行かないことも知っています。では何故それでも学校に行けと言うのかといえば、そのことを言わなければストレスがたまるので自分のストレス発散のために言っているのです。ですから私は外来で、その母親の愚痴をずいぶん聞かされました。

このように自分の価値を押し付けてしまう一方で、きちんと対処して欲しいことに関して、患者さんの立場に立って考えるのではなく自分の考えで判断を下してしまい、患者さんの要望に応えないために距離が遠くなっていく場合があります。この患者さんは以前、北海道でバイトしたことがありました。経緯はよくわかりませんが、働いていた会社の社長さんから、お前に保険をかけているので死因がわからないように殺してしまえば俺にはその保険金が入るということを言われたそうです。後からわかったことですが、患者さんはそのことを心配していたために外で働けなくなっていたようなのです。このことに関して、父親は心配ないから大丈夫の一言で片付けてしまっていました。確かに、保険をかけるためには本人の同意が必要ですし、ましてや受取人が他人になるということは難しいことです。父親がいくら説明しても、本人はなかなか納得しなかったために相談を受けました。この問題を解決するためには、本人が納得するような説明が必要です。そこで私がお願いしたのは、専門家である保険会社の人に、働いていた会社の社長さんは患者さん名義の保険がかけられないことを説明してもらうようにすることでした。

そこまでする必要はないと考えていた父親ですが、私のお願いを聞いてくださり生命保険会社の人に説明してもらいました。保険会社の人にできないといわれたので、患者さん本人もようやく納得してくれました。そしてその後、患者さんは安心して外に出られるようになりました。このように、一般の人が考えれば当たり前のことかもしれませんが、患者さん達は変なこだわりや私たちでは考えられない点で心配していることがあります。このような時に大丈夫だからという言葉だけで納得してくれれば良いのですが、そうでなかった場合、客観的なデータを駆使して説明してあげる必要があります。こだわりを取ってあげることは、患者さんの不安を取り除くだけではなく、患者さんのために親が何かをしてくれたということで親に対しての信頼感を増すことにもなります。

親に対しての信頼感という点でもう一つ大事なことがあります。それは、いつでも患者さん、つまり子どもの味方であるということです。このようなことは当たり前のように思えるかもしれませんが、必ずしもそうではないのです。この患者さんの場合にもこのようなことがありました。

その当時、この患者さんは県外の施設にいたのですが、この施設の医師から「統合失調症」と診断されたのです。診断された本人は本当にショックでした。そのために家に帰ってきたのです。この時父親もこの診断はおかしいと思っていましたし、その施設に行って関係者と話をしました。どのような話をしたのかわかりませんが、施設のスタッフは父親のことをあまりよく思わなかったようです。

そのために患者さんは施設でも居場所がなくなったような感じでしたが、その他の点では施設のことを気にいっていたので、その施設で生活を続けることにしました。この時父親はその施設にいやすくなると考えたからでしょうが、患者さんに統合失調症の薬を飲むことを勧めました。患者さんはいたく落ち込みました。それはそうでしょう。自分は統合失調症ではないと思っていたわけですし、まさか家族も統合失調症とは思っていないだろうと考えていたからです。しかし、薬を飲んだほうが良いという父親の一言は統合失調症であることを認めてしまうことになり、自分の後ろ盾も失うことになってしまいます。

この一件でも、父親は私の外来に相談にきました。この時に私が父親に話をしたことは、どんなことがあっても子どもの味方であって欲しいということです。今回の件でいえば、子どもが統合失調症ではないと言ったら親も統合失調症ではないと言い続けることです。息子が自宅に帰ってきた時に、父親は子どもに対して「お前は統合失調症ではない。薬を飲みたくなければ飲まなくても良い」と言いました。患者さんは大きくうなずいて、またその施設に戻ったそうです。

後日談ですが、その後患者さんは医師から統合失調症ではないと言われたそうです。私の診療している患者さんの中にも、他院を受診して統合失調症といわれた人が随分います。確かに異常行動を取る人が多いのでそのように考えたくなる気持ちもわかります。しかしこのような患者さんは、自分の意思を伝えるのが下手で、結局態度で示すしかありません。お腹が痛い、頭が痛いといっただけではわかってもらえず、学校に行かなくなる、食事をしなくなるという行動を取るようになります。しかしそれでもわかってもらえない時には、手首を切ったり、睡眠薬を大量に飲んだりというような行動に移ります。だんだん過激になるのですが、このような行為を捉えて「統合失調症」という診断を下していると思うのですが、このような行為には正当な理由があり、必ずしも「統合失調症」とは違う場合が多いように感じています。このような疾患の診断を下すことはとても難しいことです。

さてこの患者さんですが、父親が知らない間に大検を取り公認会計士を目指すことになりました。その第一段階として、簿記の試験を受けすぐに合格しました。この頃から父親も「うちの息子は大したものだ」と子どものことを認めるようになってきました。だからだと思います。親子の会話が増えていきました。本人も自信が少し出てきたのだと思います。勉強しながらバイトを始めました。バイト先での仕事ぶりは極めてまじめで評価も高く、正社員として働くことになりました。

この例からもわかるように、あきらめずに努力すれば必ず問題は解決します。大事なことは、その方向性です。適切に対応すれば良くなります。なかなか解決しない時には是非もう一度、今の方法で良いのか考えていただきたいと思っています。

気管支喘息を伴った不登校の一例

この患者さんが不登校の相談に来たのは中学三年生の時でした。それまでは気管支喘息の患者さんとして治療にあたっていました。私がこの病院に来るまでは別の先生が治療されており、コントロールが悪かったために入院し、併設されている養護学校に通学していました。ある時期から私が主治医になり、吸入ステロイド剤を投与してからコントロールが良くなり、養護学校から一般校に通学するようになりました。

その彼が中学三年生の夏休み明けに再度入院して、養護学校に通学したいと申し出てきたのです。原因を尋ねてみると、厳格な父親と合わないために自宅にいたくないというのがその理由でした。そこで父親と3人で病院に来てもらうことにしました。

彼の父親は自衛官で、まじめで厳格な方でした。子ども達に対しても厳しいのですが、自分にも厳しく毎日片道2時間半かけて自衛隊基地に通勤していました。その理由は、父親不在の方が子どもの教育上良くないと考えていたからでした。しかし、その父親が原因で不登校になってしまうのですから、世の中皮肉なものです。1時間ほどだったでしょうか。患者さん本人とご両親そして私の4人で、家族のあり方について話をしました。

父親は厳格な家庭に育てられ、ご両親はかなり厳しかったと話をしてくださいました。父親には絶対服従であり、守らなければ殴られたこともあったそうです。ですから、自分も同じように子どもの教育にあたっているということでした。さらに、自分は自分の父親よりははるかに息子の意思を尊重しており、自分の教育方針は間違っていないと力説されました。

私は息子さんが不登校になったのは、自分に自信が持てないからであり、父親が厳しくて家から逃げ出したいと思っているということを伝えました。当然のことですがすぐに理解してもらえるはずはありません。ここから議論が始まりました。父親の言い分は、自分は子どもの時にこのような教育を受けてきたが不登校にはならなかった。しかも患者さんのお姉さんは同じような教育を受けても、不登校にもならず地元の一番良い高校に合格したのだから、私の言うことは納得できないというのです。そこで私は、患者さんとお姉さんのおかれている立場が違うことを理解していただくところから始めました。患者さんは気管支喘息で長期入院を余儀なくされ、家族と離れて生活していました。スポーツをしようにも、喘息の発作が起こってしまい、できないのです。自分がやりたいと思うことでも、病気が邪魔をしているのですからお姉さんとはおかれている環境が違うのは当然のことです。さらに、特に患者さん自身に自信がないことが一番問題であるとも伝えました。気管支喘息という病気も関係していたのかもしれませんが、これだけ厳しい父親に育てられたのですから、怒られたことはあってもほめられたことはありません。病院でも、父親に「息子さんの良いところはどこですか」と尋ねたところ、「何もない」と冷たく言い放たれました。患者さんは気の毒にうつむいたまま顔を上げることができなくなりました。

父親にとってみれば、問題は学校に行かないことでした。しかし、その原因が心の病であることを一回目の診療のときは十分理解してくださいませんでした。このことは、この患者さんの父親が特別ではなく、「不登校」や「引きこもり」そして「摂食障害」の患者さんの家族によく見られることです。それは、原因がどこにあるのかという分析よりも、現象だけをみてしまう傾向があるからです。ですから、「不登校」の子どもさんに対しては保健室でも良いから学校に行ってもらいたいとか、「摂食障害」の患者さんに対しては食事を取ってもらいたいというように、表面に表れている症状だけを解決しようとします。実はここが問題で、怪我をして歩けなくなってベッドに寝たきりの人に対して学校に行けとは言わないはずです。行けない原因になっている怪我を治そうとするはずです。「不登校」や「引きこもり」、そして「接食障害」も同様で、その原因である心の問題を解決しなければならないのに、そこが十分理解されていないのでなかなか改善しないのです。

話を元に戻したいと思います。父親の話ですが「息子が学校に行きたくないといっているのだから、高校にも行かなくていい。私は高校に行かせようと強要しているわけではないので、この点を考えてみても息子の立場に立って考えている」ということを力説されました。確かに本人が進学したくないのであれば、父親の言う通りです。しかし本人は進学したいにもかかわらず、心の悩みがあるが故に通学できないのです。学校に行きたいけれど行けないことが問題であるということをわかっていなかったことが、息子さんをさらに苦しめる結果になります。

父親の、学校に行きたくなければ行かなくてもいいという発言は、患者さんは見捨てられたという感じで捉えてしまいます。自分の大好きな親の期待に応えようとしている患者さんにとっては、あまりにも辛くそして悲しい言葉です。

最後に父親に「あなたの教育方針が変わらないせいで息子さんが不登校になってもいいのですね」と尋ねたところ「それは困る」と答えられました。さらに、父親が子ども達のために「片道2時間半もかけて通勤しているのに、お父さんの努力が全く理解されないし、苦労は報われませんよ」とお話ししたところ、顔色が少し変わってきました。そして、自分がどうすればいいのか尋ねてこられました。そこで、息子さんの良いところを見つけてほめてあげて欲しいとお願いしました。どこをほめたらいいのかわからないというので、何でもいいのですよ、何かできたらほめてあげてくださいと説明すると、できるのが当たり前でいちいちほめていられないと言うのです。しかしそこが問題であり、父親が理解者に変われば息子も自信を取り戻すので考えて欲しいとお願いしました。

次回来院したときに父親の態度が随分変わっていたので、正直驚きました。息子さんの良いところも何点かあげてくださいました。ピアノがうまいということを初めて知ったということでした。さらに、郡のテニス大会に出て負けはしたけれど息子なりに頑張っていたと評価してくださいました。そして、優しい気持ちも持ち合わせているということも話をしてくださいました。母親に、随分変わりましたねと話したところ、そうですねと笑顔を見せてくださいました。

この患者さんの父親は頑固ではありませんでしたが、彼の良かった点は理解すればすぐに実行してくださったことです。自分の考え方や教育の方向性を変えるのは容易なことではありません。問題の解決を図る中で診療上最も大きな点は、親に考え方を変えていただくことであると言っても過言ではありません。その点に関して言えば、良き父親であったと感じています。この患者さんを診療していて、父親の考え方を変えることができた一番大きなポイントは、子ども達に対して努力しているにも関わらず、そのことが息子さんには伝わっていませんよという一言だったように感じています。父親は、父親の価値観で精一杯努力してきました。それにもかかわらず、そのことが伝わっていなかったことがショックだったようです。しかし、彼が息子のことを思う気持ちが強かったからこそ、自分の考えが違っていた点を改めてくださいました。そしてそのことが家族の関係を変えていきました。

その次の診療の時には父親は来ませんでした。母親と患者さんから、普通学校に通いますという報告を受けました。患者さんに父親のことを尋ねると、随分変わってほめてくれるようになったと話してくれました。人の考え方を変えることは簡単ではありません。私がいつも悩んでいることは、どのような言葉でそして誰がその説得にあたれば良いのかということです。必ずしも医師が一番良いわけではありません。ですからとても難しいと感じているのです。

3章　破れない殻

破れない殻

「りらく」に連載させていただいてから、10年が経過しました。連載当初はどのぐらい続くのか全くわからず、診療の中で自分が感じていることを中心に書かせていただきました。一方、心療内科医として診療を始めてから25年が経過しました。何もわからないなかで、長町病院の心療内科の小暮先生や臨床心理士の武井さんにご指導いただきながらの診療でした。

とにかく、目の前の患者さんや家族の皆さんの苦しみや悩みを何とか解決したいという一心で診療にあたってきました。うまくいったこともありますし、うまくいかなかったこともありました。その中から私なりの原則を見つけ出し、治療にあたっています。

「不登校」「引きこもり」「摂食障害」の患者さんが増えています。原因は様々で、家族の問題、地域の問題、社会の問題、教育の問題、いじめの問題等、多くの要因が関係しています。今すぐにそれを解決することは困難であり、自分達の手でできることから始めることが重要だと考えています。

「不登校」「引きこもり」「摂食障害」の患者さん達は、自分達が変わっていかなければ良くならないことはきちんと理解しています。しかし、どのようにして良いのかわからない、あるいはわかっていても、自分では何もできないだろうとあきらめてしまっています。確かに、自分達で高いハードルを設定して、こうあらねばならないと考えているのですから、自分の殻を破って変わっていくことは本当に大変です。

もう一つ大事なことがあります。それは、子ども達だけではなく、親も自分の殻を破れずに苦労しているということです。長い期間をかけて獲得したことですから、すぐに変われといっても無理な話かもしれません。また、自分が変わるということは、自分自身を否定されたように感じてしまうので、変われないのかもしれません。

しかし、考えていただきたいことがあります。「不登校」「引きこもり」「摂食障害」の患者さんは、周囲の顔色を伺い、よく思われたいと努力します。誰に向けてよく思われたいと考えているのかといえば、一番は親なのです。その親がハードルを高く設定し、自分の価値観を押し付けている間は、患者さん達は殻を破ることはできません。子ども達のことを本当に考えているのであれば、自分達が変わる努力をしなければなりません。

私が診療している症例を紹介させていただきました。この例でもわかるように、親が変わった場合はほとんど改善しています。何故ならば、家族の中での人間関係のねじれが原因である場合が多く、人間関係を改善するためには、互いに歩み寄らなければならないからです。そのために必要なことは、お互いがお互いの立場を主張するのではなく、お互いの立場を理解しようとすることです。

残念なことですが、うまくいかない場合は、どちらも自分の正当性を主張して譲らない時です。特に、親は正論で子どもを説得しようとします。不登校の場合は、学校に行かなければ将来大変になるとか、摂食障害の場合には、食事を取らないと体に悪いとか、どちらも正論で、一般論で言えば正しいことです。この正論が何故通じないのかと言えば、このことに関しては子ども達もわかっているからです。彼らが知って欲しいのは、自分達が悩んでいることや苦しんでいること、そして不満に思っていることを理解して欲しいということです。このようにお互いの立場が違っているのですから、問題が解決するはずはありません。

子どもに対して正論が通じないので、実は親もどのようにして解決したら良いのかわからずに苦労しています。しかも、自分自身の育て方が原因でこのようになってしまったと考えている親は、自分を責め、自分自身も苦しんでいます。子ども達が「不登校」「引きこもり」「摂食障害」になった当時は、子ども達が良くなるようにと考え、叱責し、学校に行かせよう、食事を取らせようとしますが、状況は改善するどころか悪化していきます。自分のやり方に限界を感じ、どのように対処するべきか学び始めてから、親の葛藤は始まります。このような時は、親の精神状態も正常とは言いがたい状態にあるのかもしれません。

恥ずかしい話ですが、心療内科を始めた当時は、親の精神状態を十分に考えることはできていなかったと思います。その中で治療しているのですから、治療者の私にも問題点がありました。それは、親が私の話を聞く余裕がない中でお願いしたとしても、親を苦しめることにしかつながらないだけであり、この点に関しては本当に反省しています。子どものためならば親は努力できるだろうと考えていましたが、これは正常な精神状態ならばそうですが、精神的に病んでいる、あるいは苦しんでいる状況では難しいということに気づかされました。私達治療者にとって、患者さんが来院せず、ご両親のカウンセリングを行う場合、親の精神的なフォローのほうが、はるかに重要なことなのかもしれません。

殻を破るために

最後に、このような問題を解決するためにはどうするべきなのかということをまとめたいと思います。私は、家族関係が変わることが一番なのだろうと思います。そのためには、互いの考え方を理解し歩み寄らなければなりません。しかし、これがなかなか難しいのです。それは、家族だからなのかもしれません。親子ですから、子どもの考え方はどうしても親の考え方に似てきます。互いに真面目で、こうあるべきだという点や否定的な考え方は良く似ています。だから衝突するようになるのだと思います。

親は子どもに対して、やみくもに注意しているわけではありません。親は子どもの将来のことを考えて注意しています。一方、注意された子どもは親の期待に応えようと一生懸命に頑張ります。例えば、親から将来のために勉強しろと言われ、子どもは納得して勉強します。ところが、親が思うように成績が伸びない場合、努力が足りないというように、子どもの行動を批判するようになります。そうなると子どもは、こんなに努力しているのに理解してもらえないと感じるようになり、反発して勉強しなくなることがあります。不幸なのは、互いに互いのことを考えているにも関わらず、ちょっとしたボタンの掛け違いで、関係が悪化してしまっていることです。この時に少しでもお互いの気持ちを理解しようと努めれば、関係は悪化しないと思います。

これが家族ではなく友人の場合であれば、答えは簡単です。関係がこじれてしまえば、付き合いをやめてしまえば良いだけですから。しかし、家族の場合にはそうはいきません。何故ならば、余程のことがなければ一生お付き合いしなければならないからです。

関係がこじれている中では、会話を交わすこともなく、仮に会話をしたとしても本音を話すことはありません。これでは、理解しようにも理解できるはずがありません。両者で歩み寄ればよいのですが、精神的に病んでいる子どものほうから歩み寄ることはなかなかできません。

親のほうから歩み寄って欲しいと思うのですが、子どもは親に従うべきだ、あるいは私は間違っていないと考えている親の場合には、歩み寄ることができません。また、子どもだけでなく、子どものことを考えて親も病んでいる場合、やはり歩み寄ることは難しいのだと思います。

家族関係の悪化は、家族の中の誰か一人が悪いわけではありません。家族全体の問題です。ですから、解決するときも家族全員が変わらなければ解決しないのですが、自分自身を否定された気持ちになってしまう患者さんや親は、なかなか変わることができません。また、私の治療方針に対して、納得していただけなければ、変われないのは当然のことだと思います。ただし、勘違いしないでいただきたいことがあります。私は、全てを捨てて生まれ変わって欲しいとは思っていません。今、自分自身が苦しいと感じてしまう、その考え方のところだけ変わって欲しいのです。

引きこもりの患者さんの場合、患者さん本人に直接話をすることはできません。結局親のカウンセリングをするしかないわけで、この場合は親が変わってくれるかが最大のポイントになります。何故ならば、親が変わったと子どもが感じた場合には、引きこもっていた子どもさんが外来に来てくれる確立が高いからです。

家族の関係が改善した後、患者さんの考え方を変える努力をする必要があります。問題ははっきりしています。自分に自信がないこと、こうあらねばならないという考え方が強いこと、周囲の目が気になること、そして否定的であるということです。このようなものの考え方を変えていくという明確な目標を、周囲もそして本人も持つことが大切です。そして、最も大事な点は、本人が変わりたいという強い意思を持つことです。

ここで重要な点は、家族関係が変わらない中では、本人が変わりたいという意思をもつことは、なかなか難しいということです。家族の中には、本人の問題なのだから、本人が変わらなければならないという方がいらっしゃいます。確かに、そう考えたくなると思います。しかし、患者さん達の考え方は家族関係の中で生まれてきたものであり、その周囲の環境が変わらなければなかなか変わらないのは当然のことです。しかも人間関係の問題なのですから、皆で変わっていこうと思えるかが、一番重要なポイントになります。そして、あきらめなければ必ず治るということも理解していただきたいと思います。

以下、10年間の連載の中から、私の東京事務所の秘書の庄子真央さんが、読者として興味深かったコラムを抜粋してくださいました。読者の皆さんが生活していく上で、少しでも参考になれば幸いです。

◇りらく2008年7月号◇

皆さんこんにちは。私は多賀城にある仙塩総合病院で、心療内科医として「不登校」や「引きこもり」そして「摂食障害」の患者さんの診療を行っています。今月号から私が治療した経験を基に、どのような人が病気になりやすいのか、どのようにすれば良くなるのかということを書いていきたいと思っています。今回は総論です。

さて、このような病気になりやすい人には、実はいくつかの共通点があります。自分に自信がない、こうしなければならないという考えが強い、具体的には完璧主義者と言った方がわかりやすいかもしれません。

さらに、人の目が気になる、要するに良い人であると思われたい、それから白黒をはっきりつけたがる、言い換えれば勝ち負けにこだわるタイプです。そして、考え方が極端である。もう少しわかりやすく言うと、一つの失敗で自分自身は本当に駄目なんだと考える人です。

では、何故このような考え方の人が病気になりやすいのでしょうか？　それは、このような考え方の人は物事を悪く捉える、要するに後ろ向きに考えるので、自分を追い詰めてしまうからです。さらに、自分の苦しみを人に伝えることができません。だから精神的な病気になってしまうのです。

苦しみを伝えられない患者さんは、学校に行かない、食事をしない、あるいは対人関係を絶つという方法で自分の苦しみを表現します。要するに、自分の苦しみを親や自分の大切な人に理解して欲しいからこのような行動をとるのです。ところが、子どもがこのような行動をとった時、親はどのように接するでしょうか。たいていの親は、正論をもって説得しようとします。例えば、学校に行かないと出世できなくなるとか、食事をしないと体の具合が悪くなるとか…。ここから、親子のボタンの掛け違いが始まります。親からすれば、子どものことを心配しているからアドバイスしているのに何も言うことを聞かない。患者さんからすれば、親は私の苦しみを理解してくれないというように。

一昨年だったでしょうか。奈良で医師の息子が放火した事件がありました。小学校まではとても順調でした。親は息子に医師になってもらいたいと願い、そして子どもは父親を尊敬し、自分も医師になりたいと願っていました。同じ線路の上を走っていたのに、子どもの成績が悪くなってから親子の溝が深まっていきます。それは、医師になるという将来の目標のせいではなく、お互いの気持ちが理解しあえなくなってきたということです。その証拠に父親は子どもを医師にするべく、家庭教師を付け、塾にも通わせていましたし、子どもは子どもで、親の期待に応えるべく勉強していました。

この事件の一年後、父親は子どもに対して「お前がこんなに苦しんでいたなんて知らなかった。お前が犯した罪は、お父さんが一生かけて償ってあげる」と話をしました。子どもはうつむいてボロボロ涙を流したそうです。もし、息子の気持ちを親が理解していれば、このような悲惨な事件は起こらなかったでしょう。

私が病院で行っていることは、家族関係を変えること、そして患者さんの考えを変えることです。それさえできれば、あっという間に治療は終了するのですが、なかなか難しいのです。それは、子どもだけではなく親も相当病んでいるからです。その親に、正論をもって説得しようとするとうまくいきません。まず、親の気持ちを汲んであげてからでないと治療ができないということが良くわかりました。

今回は総論だけでしたが、次回からは、治療してきた患者さんの例を示しながら、どのように対処していくべきなのか書いていきたいと思います。

◇りらく2008年11月号◇

先日、滋賀県で断酒会の全国大会があり参加してきました。そこで、アルコール依存症を経験した本人、そして家族の体験発表を聞きましたが、アルコール依存症の原因はほとんど同じように感じられました。

ストレスを感じているけれど誰にも訴えられず一人で処理をしようとして酒に走る患者さん、そしてそれを正そうとして正論で説得しようとする家族、結局互いの気持ちが理解されないために、溝が深まっていくという構図になっているのです。

大事なことは、アルコール依存症も、不登校や摂食障害、そして引きこもりの問題も、構図はかなり似ているということです。アルコール依存症の患者さんの多くは、自分に自信がなく、こうあらねばならないという考えが強く、周囲の目を気にしています。この点は不登校や摂食障害の患者さんと同様です。さらに、お酒をやめさせようとする家族の行動は、学校に行かない子ども達を学校に行かせよう、拒食症の患者さんに食事を取らせようとしていることと全く同様です。

家族がこのような行動をとってしまうのは、問題の根本を飲酒や不登校と捉えており、お酒をやめさせれば、あるいは学校に行くようになれば問題は解決できると考えているからです。

この考え方はもっともで、お酒を飲みすぎることは体に良くないことであり、学校に通わなければならないことは当然のことです。しかし、考えていただきたいのですが、人が行動するからには何か理由があるはずです。

アルコール依存症になっていく人の多くは、何らかのストレスを抱え、そのストレスから解放されるためにお酒を飲むようになっていきます。それが仕事の場合もあるでしょうし、嫁と姑の関係の時もあるでしょう。この悩んでいるストレスの原因を解決しなければ、アルコール依存症は良くならないのです。

このようなことを家族に告げると、家族から言われることは、何故患者さんは自分の気持ちを家族に伝えてくれないのだろうかということです。この点は家族にとっては最大の疑問だろうと思いますが、それは、それまでの生活や会話の中で、患者さんはこの人に自分の気持ちを伝えても理解してもらえないだろうと感じているからです。

例えば、嫁と姑の問題で悩んでいる時にご主人にそのことを伝えても、「お袋は歳をとっているのだから仕方がない」と言われてしまえば、この人に何を言っても私の気持ちは理解されないとあきらめてしまいます。

このように、アルコール依存症の患者さんの家族間の意思の疎通は悪く、家族関係はとても良好とは言えません。また、アルコール依存症の患者さんの症状が悪化していくのは、家族も精神的に病んでしまうことが大きな原因の一つです。家族からすれば、私がこんなに心配しているのに夫はあるいは妻は何もわかってくれないと嘆き、自分の正当性だけを主張するようになっていきます。結局患者さんから見ても、家族から見ても、自分の気持ちが理解されないことが更なる不満となり、互いの症状を悪化させていくのです。ですから、アルコール依存症の多くは家族関係の問題が大きく関与しており、家族の関係を変えなければなかなか良くならないのです。

私の外来での治療は、家族関係を変えることにあります。そのために行っているのは、治療者が双方の気持ちを理解することです。理解者がいるとわかっただけで、患者さんも家族も症状はかなり良くなります。次に行うことは、お互いがどのように考えているかを説明し、家族にお互いの気持ちを理解させることです。このようにして、家族の関係を変えた上で本人達の考え方を変えていくのです。アルコール依存症は、患者さんの考え方を変えれば治る病気であることを理解していただきたいと思います。

◇りらく２００９年６月号◇

今月は親子関係が悪化したため、子どもさんが家族と別居している患者さんです。勿論いきなり別居したわけではなく、親子の間では相当な葛藤がありました。最後に子どもさんが言った言葉は、これだけチャンスをやったのに自分の気持ちを理解してくれないということでした。

いつも感じることは、親は親として子どものために一生懸命子育てをしているし、子どもは子どもで親の期待に応えようとしているのに、どこから食い違いが起こりうまくいかなくなってしまうのだろうか、ということです。

私の外来には母親が診療を受けに来ているのですが、診療を受けて初めて子どもさんの気持ちが理解できたと言っていました。それまでは自分の考え方を伝えて子どもさんを何とか説得しようとしていたのですが、そのことによって子どもさんとの間に溝ができてしまったことをやっと理解してくださいました。

ところが、別居している上の子どもさんに対しては自分の価値観を押し付けていることが如何に問題だったのかを理解してくれたのですが、医学部に入学した下の子どもさんには、自分の価値観を押し付けるという以前と変わらない対応をしているのです。そのために親子関係は悪化しています。

親は、子どもさん達を医師にしたかったようなのです。そのためにブラックジャックを全巻そろえたり、野口英世の本を読ませたり、言葉には出さないまでも医師になるように誘導していました。子どもさん達はその親の意向を受けて、医学部を目指して頑張ったようです。その結果、一人は医学部に入学できずに親を拒絶するようになり別居中、そしてもう一人は、医学部には合格できたものの勉強についていくのが大変だという状況です。そのため、下の子どもさんも医学部に入ったことを後悔しているようで、親子関係が悪化しているのです。

親は、自分の子どもに苦労をさせたくないから、レベルの高い大学や安定した職業に就くことを望んでいます。私も3人の子持ちですから、親がそのように望む気持ちは理解できます。しかし、一流企業に入社したとか安定した職業に就いたからその子どもが幸せになれるのかといえば、そうは思えないのです。

人が幸せと感じることができるかは、その人の考え方によって決まります。私は子どもの頃、将来は医師になりたいと思っていましたが、医師になったからといって幸せだとは感じられませんでした。いつも不安との戦いで、亡くなった患者さんがいらっしゃると、私が治療しなければ助かっていたのではないかとか、治ったものの時間がかかった場合には、私でなければもっと早く治っていたのではないだろうかとか、悪い方にしか考えられませんでした。

私が治療して良くなられた患者さんもたくさんいたにも拘わらず、悪いことばかりを考えていたので幸せだと感じることはありませんでした。でも、今は違います。心療内科の医師を始めてから、自分が幸せでなければ人を幸せにすることはできない、別な観点から言えば、自分の考え方を変えられない医師が人の考え方を変えて幸せにすることはできないと感じて、自分の考え方を変えてきました。その結果、今は医師になれてとても幸せだと思っています。

私も親として子どもの将来に対しては、このような職業のほうが良いのではないかと考えることもありますが、それ以上に、考え方が前向きで自分に自信が持てる、そんな子どもに育てたいと考えています。それは、自分の経験からいっても、幸せというのは職業で決まるのではなく、その人の考え方によって決まってくると思うからです。そして不思議なことですが、親が自分の考えを押し付けないほうが、親の思いが子どもに伝わる感じがしています。最近診療しながら、子育ての難しさを実感しています。

◇りらく2009年9月号◇

場面緘黙（かんもく）症という病気をご存知でしょうか。緘黙とは、本来は言語機能を有しているのですが話ができないという意味で、場面緘黙症とは、ある場面になると会話ができない、例えば家族とは話はできるけれど他の人とは緊張して話をすることができないという病気です。

このような場面緘黙症の患者さんの治療ですが、患者さんにとって緊張感の少ない場面での会話を繰り返し行い、緊張感を減らすようにします。要するに会話を行うことに自信がないので、会話を繰り返すことで自信をつけてもらうようにするのです。

このような患者さんを治療しながら思うのは、社会の中での会話が減っているということです。言葉を変えて言えば、会話をしなくても社会生活が送れるのです。例えば、昔ならバスに乗るとき、車掌さんに行き先を伝えて乗車賃を払い切符を購入しました。しかし今はバスカードを使えば自動的に精算してくれますし、そうでなくても整理券を取ってパネルに表示してある料金を支払えばおしまいです。つまり、会話を交わさなくてもバスに乗ることは可能なのです。そのため、治療するにあたって会話をする場面を探すことが結構大変でした。

場面緘黙症ほどひどくはないものの、緊張感のために会話がうまくできないという人が増えています。このような人達は、コミュニケーションがうまくできないという理由で、発達障害の中にひと括りにされる場合もあります。そのために、治療可能な人まで治療がうまくできていないような気がしています。

では、何故緊張すると話ができなくなるのでしょうか。というよりも、何故緊張するのでしょうか。患者さん達の話を聞くと、それにはいくつかの理由がありました。例えば、自分の考えていることを正しく相手に伝えられるか不安だというのです。このことは、相手に対して自分の言葉で傷つけてしまうのではないだろうかという不安につながっていきます。また、自分の考えが正しいのか自信を持てないので、なかなか話ができないと言います。それは、考え方が間違っていると変な人と思われてしまう、あるいはこんなことも知らないと馬鹿にされるのではないかと考えてしまうからです。

これらは一般的な会話の時ですが、大事な会で発言しなければならない場合や皆の代表者として意見を述べなければならない時には、失敗してはいけないと考えてしまうのでさらに緊張してしまいます。結局、このように考えてしまうのは自分に自信がないからであり、また、自分自身を良く見せたい、高く評価して欲しいというように他人の目を気にしてしまうからです。

では、どうすれば良くなるのでしょうか。これはいつものことになりますが、自分に自信を持つようにすること、そして自分自身を受け止めることが大事になります。自分自身を受け止めるということは、自分の実力を認め、それ以上を望まないことです。何やらあきらめムードのようでそれはできないという人がいらっしゃるかもしれませんが、自分の実力を認めて受け入れることと、あきらめることは別のことです。

何か発表する際に、自分自身では満足できなくても、それが今の自分の実力であると受け止めることが大切です。その上で行うべきことは、あの場面ではこう言えば良かったというように後ろを振り返って落ち込むのではなく、今後自分の納得ができる発表をするためにはどのような努力をするべきなのかを考えることです。現実を受け止めるということは難しいことですが、そのことができればもっと明るくそして楽しい生活が送れると思います。

◇りらく2010年3月号◇

昨年、短大で客員教授を務めている関係で講義をさせていただきました。数年前から年に一度講義をさせていただいているのですが、最初に体育館で行ったときは、私語が多くて悲しい思いをさせられました。そのためクラス毎に講義をさせていただいていたのですが、私の仕事の関係で今回は体育館で行うことになりました。正直言って、またうるさい中で講義をしなければならないのかと考えてしまうと、かなり憂鬱な気分でした。

一方、私語が多いのは私の話の内容がつまらないからであり、学生さん達に聞いてもらえるような話をしなければという挑戦的な気持ちもありました。こういう場面で話をするときに大切なのは「つかみ」であり、テレビ出演した時の話でもすれば聞いてもらえるかなとか、いろいろなことを考えながらステージに立ちました。

話を始めてみると、意外なことに静かに聞いてくれているのです。というよりも静かにさせられていると言ったほうが良いのかもしれません。先生方が気をつかってくださって巡回していました。そこで私の方から、巡回してくださらなくて結構ですと壇上からお願いしました。さらに私は、聞いてくれる学生さん達に話をするために来たのであり、強制的に聞かせようとは思っていませんからとも話をしました。

それからです。学生さん達の態度が変わりました。それまで下を向いていた学生さん達までもが、顔を上げて私の方を向いて話を聞いてくれるようになりました。私にとっては嬉しいことでしたし、聞いてくれないだろうなと疑ってかかっていた自分が恥ずかしいとも感じました。

今回の私のように、一度嫌な経験をすると、そのことを思い出し、起こってもいないのに悩んでしまうことがよくあります。そして、そのことがストレスになり、学校に行きたくないとか仕事に行きたくないと考えてしまう場合があります。でも実際はどうかと言えば、私の想像とは違って静かに聞いてくれたように、考えていることが起こらないことのほうが圧倒的に多いのです。要するに、私達は起こってもいないことに対して、こうなったらどうしようかといらぬ想像をして、自分たちを苦しめているのです。

さて、今回の講義で驚いたことがありました。それは、自信のない学生がとても多かったことです。講義が終わってから先生達と話をしたのですが、ほめられた経験が少ないから自信を持てないのかもしれませんとおっしゃっていました。では学校でほめているのかというと、そうではありません。基本的な躾から教えなければならないそうで、少し画一的に教育し過ぎかもしれませんともおっしゃっていました。

今回の講義の中で私が学生さん達に伝えたかったことは、社会で求められている人は決して今の教育上優秀な人ではなく、前向きに考え積極的に物事に取り組んでいく人なのだということでした。そのためには、自分の良いところを見つけ出し、自信を持って欲しいと考えています。誰かに認められることがとても大切で、家族や先生に認めてもらえれば良いのかもしれませんが、それが無理であれば友達同士でお互いの良い点を認め合うことが大切だと思うのです。そのことにより自分でも気が付かなかった自分の良い点を見つけることができて、自分に自信が持てるようになるかもしれません。自分で良いところをいっぱい持ちながら、自分の良さに気が付かないで苦しんでいる人達がたくさんいます。もっと自分を客観的に見て、自信を持って生活して欲しいと願っています。

◇りらく２０１０年６月号◇

「りらく」に連載させていただいてから、おかげさまで患者さんが増えています。そして、読者の患者さんの方が、はるかに治りが良いと感じています。何故かなと考えていたのですが、最近その答えがわかってきました。

読者の方は、私の考えや治療方針を理解し、納得した上で来院されます。ところが、どなたかの紹介となると、私の治療方針を理解した上での来院とは限りません。その場合、私の治療法を信じてついてきてくださるかというと、必ずしもそうではありません。

私は循環器や呼吸器、そしてアレルギーの患者さんの診療も行ってきましたが、心療内科では、他科の患者さん達以上に医師と患者さんの信頼関係が大切だと感じています。

というよりも医師と患者さんの信頼関係ができるまでは、治療ができないといったほうが適切かもしれません。

心療内科の場合、患者さんは私達治療者の「品定め」を行います。「品定め」という言葉はあまり適切ではないかもしれませんが、自分達の苦しさを理解してくれるか、そのことを確認してきます。そして、信頼できるということになれば通院することになります。その信頼を勝ち取るまでの間、例えば、親と患者さんとの意見が違っている場合、私がどちら側につくのかを見ているというように、患者さんから試されることがあります。

親子の争いの場合、客観的にいえばどちらにも問題はあるのですが、私は患者さんの側に立つことにしています。勿論、親にとっては不満なのは良くわかっているのですが、何せ患者さんは精神的な病気なのですから、病気の人に正論を持って説得できるはずがありません。病気が治れば自分の考え方や親に対する接し方に問題があることを理解してくれるのですが、外来を受診した時点ではなかなか気が付いてはくれません。このように、私が患者さんの側に立つのですから親にしてみれば面白いわけがありません。

ここからが問題で、親に、子どもは病気なのだから子どもの側に歩み寄って欲しいということをお願いすると、そのことを理解してくれる親は良いのですが、そうでない場合もよくあります。大きく二つ理由があるのですが、一つは親も疲れていて精神的に病んでいる場合、そしてもう一つは、自分の方が正しいと考えていて絶対に自分の考え方を変えない場合です。

前者の場合は、親の治療を行ってから子どもの治療を行うようにしていて、そのことにより親との信頼関係を確保することにしています。問題は後者で、自分の考え方を変えようとしませんから、残念ながら私の力では治療することは困難です。このような場合は、私から治療できない旨を伝えることもありますが、大概は患者さんが来院されなくなります。要するに、治療可能かどうかは患者さんだけではなく、親をはじめとする周囲の人達の理解を得られるかどうかにかかっています。

患者さんの信頼を得るために、患者さんの考え方を理解し、支持するようにしていますが、それだけではなく、白衣を着ず、そしてカルテをほとんど書かないで、なるべく患者さんの目を見て話をするようにしています。白衣を着ないのは、白衣を着てしまうと、医師と患者さんというように、なんとなくお互いに構えてしまう感じがするからです。要するに、気楽な雰囲気をつくるためにそうしています。カルテをほとんど書かないのは、ある患者さんから「先生は私の目を見て話をしてくれるので信頼して話をしてみようかなと思った」と言われたことがあるからです。いずれにせよ大切なことは、患者さん達と信頼関係を築くことができるかであり、それを実現するにはどうすれば良いのかということを考えている毎日です。

◇りらく2010年9月号◇

「ひきこもり」に関する内閣府の調査結果が公表されました。それによると「ひきこもり」は推定で70万人、ただし今回の調査では社会的に自立しているかどうかに着目しており、「趣味に関する用事の時だけ外出する」あるいは「普段は家にいるが、近所のコンビニには出かける」といった人も「ひきこもり」と定義したため、今年5月に厚生労働省が公表した数字よりも多くなっています。ちなみに「自室からは出るが、家からは出ない」あるいは「自室からほとんど」出ないといった狭義の「ひきこもり」は推計24万人で、厚生労働省が公表した数字とほぼ同数になっています。

さて、「ひきこもり」になったきっかけですが、「職場になじめなかった」と「病気」がともに23・7％、「就職活動がうまくいかなかった」が20・3％となっています。このことから「ひきこもり」の3大要因を「職場」「病気」「就活」としていますが、本当にそうでしょうか。もし「ひきこもり」の要因が「職場」「病気」「就活」であるとすれば、このことに該当する全ての人が「ひきこもり」になります。しかし実態は違っています。

一方、「家や自室に閉じこもっていて外に出ない人達の気持ちがわかる」「自分も家や自室に閉じこもりたいと思うことがある」「嫌な出来事があると、外に出たくなくなる」「理由があるなら家や自室に閉じこもるのも仕方ないと思う」の4項目に関して調査しました。その中で、全てを「はい」と答えたか、3項目について「はい」、そして1項目について「どちらかといえばはい」と回答した人を「ひきこもり親和群」とし、将来「ひきこもり」になる可能性のある予備群としています。

この「ひきこもり予備群」は推計155万人としていますが、私は4つの項目の中には「気持ちがわかる」あるいは「仕方がない」というように、自分が行動するかどうかは別にして客観的な立場から考えた項目も含まれており、これに「はい」と答えたからといって「ひきこもり予備群」としてしまうことには、いささか抵抗感を持ってしまいます。

今回このような大規模な調査を行ったことに関しては評価しますが、表面に表れている行動や「考え方」に着目して行っており、これでは実態の本質を掴むことはできないのではないかと感じています。

例えば「職場になじめなかった」ということが最も多い理由の一つですが、問題は何故職場になじめなかったのかということです。この分析をきちんと行わなければ、解決策は無意味なものになってしまいます。

「ひきこもり」に関する私の分析では「自分に自信がない」「物事はこうあるべきだとか、こうしなければならないと考えてしまう」そして「周囲の評価が気になる」といった共通点があります。このような考え方であれば、仕事に対しても完璧を求めるようになります。これは良いことでもありますが、度を過ぎるときちんとできていない自分を責めるようになってしまいます。さらに、周囲はよくやっていると評価していても、自分に自信がありませんから、自分はこの会社の役に立たないのではないかと勝手に考えてしまうのです。このように考えてしまうのでは、職場でうまくいくはずがありません。

このことからわかるように、大事な点は現象を捉えるのではなくその現象が起こる原因を分析することにあるのです。さらに言えば一人ひとり別々に原因を求めるのではなく、どのような傾向があるのかを突き止めることが大切です。問題を解決するためには、このような点を考えながら、政策を作っていく必要性があると感じています。

◇りらく２０１０年12月号◇

睡眠薬を変えても眠れないので何とかして欲しいという患者さんが増えています。眠れない原因は何かといえば、様々なことで悩んでいるからであり、その点を変えていかなければ問題は解決しません。

どのようなことで悩んでいるのかといえば、ほとんどの患者さんに共通しているのは、将来のことなのです。例えば、失職してしまった患者さんは、次の仕事に就けるのだろうかということで悩んでいます。また、休職中の患者さんは、仕事を探す心配はしていないのですが、復帰した時に周囲からどう見られるのだろうかということで悩んでいます。要するに将来の不安なのですが、問題は将来のことを否定的に見ているので悩みになってしまうということです。

つまり、肯定的に物事を考えれば、このような不安はなくなります。例えば前者の患者さんですが、病気が治れば仕事なんかすぐ見つかるから大丈夫と考えれば良いわけです。また後者の患者さんは、周囲の人達は自分の病気のことを心配してくれていたので、治って復帰したら喜んでくれるだろうとか、自分の好きな仕事に戻れるのだからまた好きなことができると考えれば、将来の不安はなくなります。

こうしてみると、将来の不安は、将来に対する否定的な考え方にあることがわかります。しかし、この否定的な考え方は将来のことに関してだけではありません。現在起こっていることや過去の出来事に対しても否定的であり、要するに、どのような状況においても否定的に考えてしまう思考回路を直さない限り問題は解決しないということです。

否定的に考える人達は、「できない」ということを前提にしています。自分自身でできたことに関しては気に留めることもなく当たり前と考え、できなかったことだけを重要視し記憶にとどめておくので、自分はできないとしか判断できなくなっています。

スポーツ選手の中にはプレッシャーに弱いといわれる選手がいますが、思考回路は前述した通りになっています。例えばピッチャーであれば、抑えたことを思い出すのではなく打たれたことだけを思い出してしまい、打たれてしまうのではないかと思いながら投げているので、自分の実力を発揮できなくなってしまいます。

このような思考回路から脱却するためには、良いことだけをイメージすることが大切です。ピッチャーでいえば、打たれたことは忘れて抑えたことだけを思い出せば良いのです。勿論練習の際に打たれたときの状況を分析し、努力するのは当然のことです。しかし試合のときは別で、抑えられるのだと考えてマウンドに立つべきですし、不幸にして打たれた場合は、打たれた自分を責めるのではなく、打った相手をほめれば良いのです。

私は患者さん達に良くできたねという言葉をかけるのですが、「いえ、これでは不十分なのでもっときちんとしなければなりません」とか、「そうですか?」という半信半疑の返事が返ってきます。このように自分ができていることを認められないうちは、社会で要求されているレベルをクリアーできているという考えを持つことはできません。自分自身を変えていくためには、他の人から言われたことを素直に受け取ることができるようにすることが重要です。しかし、他の人が発言したことに対しても否定的に考えてしまうので、素直に受け取ることができないのです。そういう意味では、他の人の発言を素直に受け取れるようにすることが治療の第一歩なのかもしれません。

◇りらく2011年1月号◇

先日、薬物依存症患者の復帰施設で働いていらっしゃる方と話をしました。薬物依存になるきっかけの多くは、興味があって自ら始めるのではなく、友達から勧められて断れなかったということでした。要するに、断ってしまうと友達を失ってしまうのではないかと考えるから断ることができないのです。薬物のように、自分の体に害があるとわかっていても断れないのですから、そうではないことに対して断るということはより難しいのかもしれません。

私の治療している患者さんの中にも、断れないことで悩んでいる人達がかなりいます。例えば、教会に行くとバイトもできないので行きたくないのだそうですが、断ってしまうと相手が不愉快に思い、悪い印象を与えてしまうのではないかと考えて、悩んでいた患者さんがいました。嫌なことを継続して具合が悪くなるのであれば、思いきって断ってみたらどうだろうかと話をしたところ、実際に患者さんは行けないと伝えたそうです。その時の相手の反応はどうだったのかというと、患者さんが考えていた反応とは全く違っていてあっさりと了解してくれたそうです。

このように、自分で行いたくないことを継続することによりストレスを感じ、断ろうと考えるのですが、その時、自分も相手も不快な思いをするのではないかと考えてしまうから、さらにストレスを感じて具合が悪くなるのです。

このような患者さんに指導していることは、何も行わないで想像するのではなく、行動した結果相手がどのような反応を示すのかを分析することが重要であるということです。つまり、断りたいことははっきり言ってみて、相手がどのような場合であれば怒るのか、あるいは何も言わずに了解してくれるのかを経験することが大事なのです。

今私が書いていることは、普通の人であれば当たり前に行っていることですが、私の外来を受診する患者さんはそれができないのです。何故でしょうか。それは、患者さん達の場合には、相手に対して一つ嫌なところを見つけると、それでその人を嫌いになってしまう傾向があるからです。ですから、自分が断って嫌な思いをさせるとそれだけで嫌われると想像してしまい、断ることができないのです。

普通の人達は、相手が好きか嫌いかという判断を下す時には、その人を総合的に分析してから行っているはずです。例えば、短気で勝気だけれど、約束は守るし義理堅いという人がいたとします。私達は、欠点に対して嫌だなと思う反面、良い点は評価します。その上で、嫌な点もあるけれど、そこは彼の性格だから仕方がないと考えれば、その人とお付き合いすることになるでしょう。さらに言えば、このような場面ではお付き合いができるけれど、別の場面ではお付き合いすることはやめようというように、柔軟に対応するはずです。

ところが患者さん達は、総合的に判断するのではなく、短気だから嫌い、あるいは勝気だから嫌いというように、嫌な点を見つけ出すとそれだけで拒否してしまう傾向があるのです。さらに、ある場面では付き合い、ある場面では付き合いをやめるというような柔軟性を持ち合わせておらず、付き合うか、あるいは付き合わないかというように、どちらかしか選ぶことができないような不器用な人が多いのです。

要するに、自分と同じように人は考えているに違いないと思うので断れないわけであり、私の治療は、相手の考え方は患者さんとは違っているということを教えること、そして、患者さんの考え方を変えることを中心に行っています。

◇りらく2011年4・5月合併号◇

東日本大震災により亡くなられた方々に心からお悔やみ申し上げます。また、被害に遭われた皆様に心からお見舞い申し上げます。

今回の震災は、私達の想像を超えるものでした。地震による建物の倒壊は、阪神淡路の大震災をはじめとして過去に経験していますから、ある程度の予測はできましたが、これほど大きな津波を経験したことがないので、まさかこのような惨状になるとは思ってもみませんでした。

津波の去った後の町は、昔の面影は全くなくなり、がれきの山と化しています。その惨状を目の当たりにし、自分の大切な人達をも奪っていったこの災害の後、多くの皆さんが悲しみ、途方に暮れ、そして心の悩みを抱えることは当然のことだと思っています。

この号が発売される頃には、復旧作業が本格化し、新しい生活に向けて動いているこことと思います。しかしその中には、将来に対する不安を抱え精神的に病んでいる方や、震災を思い出し不安に苛まれている方が多くいらっしゃると思います。

この二つの不安に対してですが、前者は本人だけの努力ではどうしようもない問題でもあります。何故ならば将来への不安は、自分の力だけで再建しようと思っても、全財産を津波に奪われてしまっており、お金を捻出するにもその当てがないからです。ですから、とても無理だとあきらめてしまい、将来への不安を抱くことになってしまいます。しかし逆に言えば、誰かの支援により再建が可能であるとすれば、その支援策を知ることにより、不安を払拭することができます。

そういう意味で、是非、国の支援制度を知っていただきたいと思います。例えば被災者の生活再建支援ですが、住家（借家も含みます）を失ったあるいは全壊された世帯には、お見舞い金が１００万円支給されることになっています。大規模な半壊の場合は50万円です。さらに家の修理や新築のための費用として、最大２００万円が支給されることになっています。もしかすると、この額はもう少し引き上げられるかもしれません。

勿論これだけでは不十分であることは承知しています。その他にも、最大３５０万円までの融資を受けられる制度もあります。すぐに返済を始めるのはとても無理であり、そのために最長5年間の支払猶予が認められています。当座の住宅に関しては、仮設住宅が用意されるだけでなく、応急仮設住宅として指定された公営や民間のアパートに入る場合にも公的な支援があり、基本的には無料で入ることができます。仕事に関しても、サラリーマンの皆さんは、雇用調整助成金により給料の約80%が支給されます。服や日常生活品も、災害救助法により支給を受けることが可能になっています。

このように、国の制度は様々あるので、この制度を活用することを考えていただきたいと思います。制度についてわからないことが多いと思いますが、役場や社会福祉協議会に相談してみてください。制度を知ることにより、少しでも不安を軽減していただければと思っています。

一方、災害を思い出して悩んでいる場合、いわゆるトラウマというものですが、これは個人の考え方によるので、専門家の治療が必要になります。思い出さないでと言っても無理なことなので、不安で仕方がない、夜眠れないという場合には、当分の間は、安定剤や睡眠薬を服用する方が良いと思います。時間がたつにつれて自分の中で処理できるようになってくると、不安は軽減し、夜も眠れるようになってくると思います。

しかし自分の中で処理ができない人は、いつまでたってもなかなか良くなりません。

カウンセリングが必要になるのですが、このことに関しては次号に書かせていただきたいと思います。

一日も早い復旧、復興をお祈りしています。

◇りらく2011年7月号◇

宮城県は4月の29日をキックオフデーと銘打って、村井知事もこの日から普通の生活に戻りましょうと呼びかけました。楽天もベガルタ仙台も本拠地での開幕戦を行い、共に勝利をおさめ、私たちに勇気と感動を与えてくれました。

今回は、前号の続きになります。震災後、私の知人のAさんは直接津波に遭ったわけではないのですが、夜、津波の夢を見て眠れないというのです。それだけではなく、地震が来ると怖くてどうしようもないそうです。何故そうなるのかと言えば、地震や津波で死んでしまうのではないのかという不安に襲われるからです。

一方、別の知人のBさんは、余震が続いていても何とも感じないのだそうです。自分は命を失うこともないだろうし、地震が起きても何とか生活できるだろうと考えているからです。

この2人の例からわかるように、Aさんは明らかに地震や津波がトラウマになっていますが、Bさんはトラウマとなってはいません。ではどこが違うのでしょうか。地震や津波が起こったらという将来のことを考えている点では一致しています。しかし、起こった後どのようになるのかという考え方が全く違っています。

Aさんは日頃からとても心配症です。今回に限らず、何かが起こると必ず不安を感じ、眠れなくなってしまいます。不安症の人は共通して、将来起こることを想像し、必ず悪い方に捉えています。ですから、今回の件でも地震や津波で自分に何か被害が及ぶのではと考えてしまいます。

ところがBさんはとても楽観的で、仮に地震や津波が起こったとしても自分に被害は及ばないであろうと考えているので、あまり不安を感じていないのです。

このことからわかるように、その出来事がトラウマになるのかどうかは、その人の考え方によって決まってきます。いつも書いていることですが、物事を良く捉えることができる人は悪いことをあまり想像しません。一方、物事を否定的に捉える人は悪いことばかり想像してしまうので、不安を抱いてしまうのです。

ところで、被災地では子どもさんの様子がおかしいという声をよく耳にします。急に泣き出したり、母親から離れなかったり、子ども達は言葉に出さなくても内面は大きく傷ついています。これは、ある程度時間がたたなければ解決しない問題だと思っています。余震がおさまり普通の日常生活に戻れば、落ち着いてくると思います。

子どもは親を見ていますから、親が不安であれば子どもも不安を感じてしまいます。なかなか大変なことだと思いますが、心配ないから大丈夫だよという態度を親が示すことがとても重要です。

また、前述しましたが、物事を良い方向に捉える子に育っていけば、不安感をあまり持たなくて済むようになると思っています。このような時だからこそ、子どもの育て方はとても重要になってきます。自分のことや周囲に気をつかわなければならず大変だということは理解しているつもりですが、是非、子ども達を認めてほめてあげて欲しいと思っています。そのことにより子どもは自分に自信を持てるようになり、将来の不安を払拭できるようになるからです。

多くの方が犠牲になられた大惨事でした。しかし、その中で命を失うことはなかったのですから、今後も何かあっても大丈夫なのだと考えていただきたいと思っています。今回の震災で、心の悩みを抱えていらっしゃる皆様の一日も早いご回復をお祈り申し上げます。

◇りらく２０１１年11月号◇

最近、東北大学二年の学生さんと話をする機会がありました。関西出身なのですが、わざわざ仙台まで来た理由は、親があまりに厳しかったので、家から脱出したかったからだそうです。

いざ仙台に来てみると、最初のうちは自由で良かったそうですが、今は目標もなく、何をして良いのかわからないと言うのです。普通に考えれば、自分が目標としてきた東北大学に入学でき、しかも大学生活という人生で最も自由な時間が多い時代なのに、どうしてそのように考えてしまうのか、理解しがたいと感じてしまう人達も多くいらっしゃるのではないでしょうか。

いろいろ話をしてみてわかったのですが、何かぽっかりと穴が開いたような気持ちになっているそうです。しかし、大学に入学するという目標を達成したから生じたというものとはちょっと違っていました。自由な時間ができ、自分を見つめ直す機会ができたからこそ気が付いたことなのですが、誰かに認められたいと感じている一方で、社会の中で自分が必要とされているのかわからず、そのために悩んでいるということでした。しかも皮肉なことに、誰かに認められたいという「誰か」とは、よく考えてみると、自分が否定してきた親のような気がするとも話してくれました。

私は吉田拓郎の大ファンで、「どうしてこんなに悲しいんだろう」という歌があるのですが、まさしくこのような気分を歌っています。「自由が欲しくて独りになってはみたものの、寂しくてまた人ごみの中に戻っていく」という内容で、その当時、周囲の人達に過剰に気をつかっていた私にとっては、気持ちを代弁してくれる曲でした。

今このような若者が増えています。特に真面目にものを考える人にそのような傾向があるように感じています。自分の人生はあくまで自分のもので、自分が良ければそれで良いと割り切っている人達もいるのですが、一方で、社会のために役に立ちたい、あるいは社会の中で認められてこそ自分の価値があり、そうでなければ満足できないという人達も大勢います。このような人達がいるからこそ、社会が成り立っているといっても過言ではないと思います。

では、何故このように考えている人達は、自分の人生に悩んでしまうのでしょうか。「社会の中で認められてこそ自分の価値がある」と考えている全ての人が悩んでいるわけではありません。自分の行っていることが社会に貢献できているので、十分とはいえないけれど、満足している人達もたくさんいらっしゃいます。

この差はいったいどこから生まれてくるのか、ここがポイントなのです。これは、いつも申し上げていることですが、自分の考え方に起因しており、自分自身を認めることができるかどうかにかかっています。自分を認められさえすれば、自分は社会に役に立っていると感じることができるはずです。しかし、自分を認めるというハードルが必要以上に高くなってしまうと、自分を認めることができずに、彼女のように人生に悩むことになってしまいます。

高いハードルを設定することは悪いことではありません。それは、自分を高めていくという点で重要だからです。しかし、必要以上に高いハードルを設定することは、自分自身を苦しめることになるだけです。そして、このように考えている人達に理解していただきたいことは、それほど高いハードルを設定しなくても、皆さんは社会の中で十分認められているということです。自分のできる範囲のことをきちんと行っていけば十分であり、もう少し肩の力を抜いて生きて欲しいと願っています。

◇りらく2012年1月号◇

昨年は、未曾有の大震災に見舞われました。改めて、亡くなられた方々に心から哀悼の意を表したいと思います。また、被害に遭われた皆様に心からお見舞い申し上げます。一日も早い復興と、そして心身の健康問題を抱えて苦しんでいらっしゃる皆様が一日も早く回復されることを心からお祈り申し上げます。

さて、震災や津波の被害あるいは原発問題に関連して、心の問題を抱えている方々がまだまだたくさんいらっしゃいます。時間とともに薄れていく場合もありますが、日に日に悪化していく場合もあります。また、カウンセリングによって良くなる方も、まったく良くならない方もいらっしゃいます。

先日テレビ番組で、海が大好きだったのに、津波の後、海に入れなくなった子どもさんを紹介していました。その子は、夏休みに学校のお友達と一緒に石垣島に遊びに行くことになりました。最初は怖くて海に入れなかったのですが、友達が海で楽しそうに遊んでいる姿を見て、一緒に海に入ることにしました。恐る恐るではありましたが、最後にはみんなと一緒に笑顔で遊んでいました。

この子にとって、大事な点が二つあります。一つは、怖かった海を経験したこと、そしてもう一つは、他の子ども達と一緒に行ったことです。大丈夫であると理解させるために、経験させることはとても大切なことです。しかし、仮に医師が子ども一人を連れて行っても、あるいは家族だけで行ったとしても、必ずしもうまくいったとは限りません。何故ならば、この子は海は怖いところと決め付けていたからです。

今回うまくいったのは、他の子ども達と一緒だったからです。何故ならば、海は怖いところということには変わりはないのですが、仲間が遊んでいて楽しそうという感情が芽生え、その楽しそうという気持ちが怖いという気持ちを上回ったので、海に入ることができたからです。

アトピー性皮膚炎の治療法で「イルカ療法」という方法があります。処理をきちんと行えば、海水はアトピー性皮膚炎に良いといわれています。ところが、アトピー性皮膚炎の患者さんにとって、海水は患部にしみてとても痛いので、海に入ることができません。ところがイルカと遊ぶとなると話は別で、イルカと遊ぶことの楽しさで痛みを忘れてしまうのです。

話は変わりますが、ある大学の理事長が、夏休み中に福島県の子ども達を受け入れました。日頃は放射線の影響で思いっきり遊べない子ども達ですが、放射線を気にすることなく元気に遊んでいたそうです。来た当初は暗い感じがしたのですが、福島に戻るころには子どもらしく明るく元気になっていたそうです。

私は、日頃から診療室での治療の限界を感じていました。話をして、患者さんに理解していただき良くなる場合もあります。しかし前述したように、経験して、あるいは経験しなければ理解していただけない場合もあります。

患者さんに自信を持ってもらいたいと思っても、なかなかほめる点を見つけることは大変です。しかし、診療室を離れて一緒に生活する、あるいは旅行に出かけるというように、接点が長くなれば、いろいろなところが見えてきて良さを発見できると思うのです。

今後の心療内科のあり方を本質的に見直していく必要があると感じています。

◇りらく2012年2月号◇

最近仕事を始めた若い女性です。真面目で自信がないという、私の外来に来られる典型的パターンの患者さんです。

仕事を始めて半年、その働き振りが認められて、仕事のできるチームに配属されました。3時までにノルマを果たさなければならないのですが、仕事量が多すぎるために、ほとんどの人がノルマを達成できないのだそうです。彼女は朝からプレッシャーを感じて、昼過ぎからは、動悸や、ひどいときには過呼吸になってしまいます。

このような状態ですから、仕事の遅いチームに配属してもらったらどうかと尋ねると、それは嫌だと言うのです。本人のプライドが許さないみたいです。

さて、このような考え方だと、仕事ができるチームに配属されると、「ノルマに追われて大変だ」、逆に仕事の遅いチームに配属されると、「仕事のできない駄目な人と思われてしまう」というように、実はどのような状況になっても満足することはないのです。

何故このようなことになるのかと言えば、どのような状況になっても悪いことしか考えていないからなのです。

では、どのように考えれば良いのでしょうか。仕事のできるチームに配属された時には、私は仕事ができると評価されていると考えれば良いのです。確かに仕事が終わらないということは許せないことかもしれません。しかし仕事が終わらなくても、終わるまで配送を待ってくれているのですし、特別怒られるわけではありません。ベストを尽くした結果なのですから、その事実を受け止めれば良いのだと思います。

仕事の遅いチームに配属された時には、仕事量が少なくてノルマを果たせるから良かったと考えれば、何も問題はないのです。仕事ができないと評価されることに抵抗があるかもしれません。しかしそれが自分の実力なのですから、それを受け止めるしかないと思うのです。このように考えれば、具合が悪くなることはありません。

いつものことですが、考え方を変えられるかどうかがポイントになります。別な女性の例ですが、考え方を変えたらどうですかと話をしたら、これまでの自分を否定することになるので抵抗があると言われました。

何故、苦しんでいるのに、そのように考えるのでしょうか。私の想像ですが、これまでの成功体験がそのように考えさせているのだと思います。もう少し具体的に説明しましょう。私の外来に来られる方は子どもの頃には良い子だったので、周囲の評価が割りと高かった人が多いのです。本人も親の期待に応えたいと思っていましたから、それで満足していました。ですから、これで良いと思っているのです。

昔はうまくいっていた、それなのに、今はうまくいかない自分がいる。このことを受け止められないのだと思います。勝ち負けにこだわる性格ですから、私が悪いのではなく私を理解してくれない社会が悪いと考えるので、自分自身を変えなければならないことに抵抗があるのでしょう。

悲しいことに、年を経るにしたがって親の期待に応えたいと思っても応えられなくなっていく自分がいる、あるいは、親の価値観と違ってきている自分がいる、そのような時に、もがき始めるのだと思います。

私も患者さんと同じような考え方でした。その私が変われたのは、自分の考え方を変えることができなければ患者さんの考え方を変えることなどできないということと、自分が幸せだと感じられなければ人を幸せにすることはできないのではないだろうかという思いからでした。患者さんがいたからこそ変わることができたという私は、本当に幸せな人生を歩んでいると思っています。

◇りらく2012年3月号◇

診療していて困ることはたくさんあるのですが、その中で最も困ることの一つは、夫婦の考え方が異なっている場合です。

例えば子どもさんの言うことを理解して欲しいとお願いした時に、どちらかの親（今回は母親ということにしましょう）は理解しても、父親にはそんなことは必要ないと言われてしまう場合があります。このように方向性が異なると、夫婦の間がギクシャクしてしまうだけでなく、家庭の中の雰囲気が悪くなってしまいます。それだけではありません。間に挟まった本人や兄弟が、どちらを向いて良いか悩んでしまいます。

私に愚痴をこぼす方もいらっしゃいます。「私は理解しているのだがお母さんが口うるさいからうまくいかない」とか、「私は理解しているのだけれどお父さんが無関心なので困っている」というように、自分は悪くはないけれど妻（または夫）に問題があるからうまくいかないということをおっしゃいます。

このようなご両親と話をして感じることは、子どもさんの問題が起こる前から夫婦の仲は決して良くないだろうということです。良くないというと語弊があるかもしれません。価値観が異なる、あるいは意思の疎通が十分図られていないと言ったほうが適切かもしれません。

先日来られた患者さんですが、離婚するかどうかで悩んでいました。その時相談にのってくれた男性がいて、とても親切で良き理解者だったのですが、離婚した途端に態度が変わったそうです。彼女はがっかりしているというか、あきれていると言ったほうがいいのかもしれませんが、男はもうこりごりだと話していました。

夫婦ってどういう関係なのでしょうか。恋人時代と結婚してからと何が変わるのでしょうか。勿論全ての人が変わるというわけではありませんし、うまくいっている夫婦も多数存在しています。うまくいかなくなっていく夫婦はどこに原因があるのでしょうか。

私は、うまくいくような努力をしなくなってしまったことに原因があるのではないかと感じています。人間関係は何の努力もせずにうまくいく場合もありますが、ほとんどの場合お互いがお互いのことを考えて歩み寄っているように思います。ところが、夫婦になってしまうと、その歩み寄る努力を怠ってしまうのではないでしょうか。

人間同士ですから、さもないことでぶつかることがあります。その時に自分の主張だけ繰り返せば、人間関係が悪くなるのは当たり前のことです。しかしどちらかが歩み寄れば、大概の場合相手も歩み寄ってくるはずです。恋人同士の場合は歩み寄らなければ、人間関係が終わってしまう可能性があります。そうしたくないので、どちらかが歩み寄ろうとしていたはずなのです。

ところが、夫婦になるとそう簡単に人間関係を終了できない、つまり離婚できないので、そこに甘えが生じるように思えるのです。例えば、今はギクシャクしているけれど時間がたてば忘れるだろうというように、自分にとって都合よく解釈し、相手の立場を考えることをしなくなってしまう。こういった積み重ねが夫婦間の軋轢を生んでいくように感じています。

夫婦間も人間関係の一つです。本来最も大事にしなければならない人間関係であるはずなのに、夫婦であるという甘えの中で最も軽んじてしまっているのかもしれません。家族は社会の中の最小単位です。この最小単位がうまくいかなければ、地域社会もこの国もうまくいくはずがありません。そういう意味でも夫婦間の人間関係はどうあるべきなのか、たまに考えてみる必要があると感じています。

◇りらく2012年7月号◇

探偵会社というと皆さんはどんなイメージをお持ちでしょうか？　私にはあまり良いイメージはなかったのですが、ある探偵会社の女性社長とお会いして考え方を変えさせられました。

この会社では、様々な尾行調査を行っています。勿論、浮気調査も含まれています。しかし他の会社と違っているのは、カウンセリングを行っていることでした。そのカウンセリングの内容は、夫婦の間での話し合いの手助けを行い、元の鞘に納まるようにすることです。

私にとって意外なことでしたが、尾行調査を依頼されてくる方の多くが元の鞘に納まりたいと考えているのだそうです。この会社ではカウンセリングを行って約70％の夫婦が離婚の危機を脱しています。

私の外来でも離婚の相談を受けることがあります。いきなり離婚の相談に来られるわけではなく、頭が痛いとかお腹が痛くなるとか、いわゆる不定愁訴を訴えられるのでとりあえず夫婦の仲をお伺いしてみると、夫婦仲が悪いために具合が悪くなっている方が多いのです。

私の場合は患者さんの意向に沿うように努めています。ただし絶対に離婚したいという患者さんに対しては、クールダウンの期間をおいて少し頭を冷やしてもらえるようにはしています。逆に元の鞘に納まりたいという場合には、夫婦二人で来院していただき、二人で話し合いを行える環境をつくっています。本来であれば、夫婦間の関係を改善することは病院の役割ではないのかもしれませんが、このことによって症状が認められるのであれば、本人の考え方を変えることと並行して夫婦間の問題を解決していかなければなりません。

病院の中だけでなく、友人から相談を受けることがあります。ある友人からは浮気している旦那さんの愚痴を散々聞かされ、それなら離婚したらと話をすると子どものことで離婚できないとか、旦那さんには良いところもあるのとのろけられ、それじゃこのままの生活を続けるしかないねと伝えるとまた旦那さんの愚痴を聞かされる、この繰り返しでうんざりさせられることがあります。

結果的には旦那さんとよりを戻したいようなのですが、身勝手なところがある旦那さんには態度を改めて欲しいと言い、自分は悪くないと言い張るのです。しかし人間関係です。どちらか一方だけに問題があるということではないと思うのです。

私の友人は全く悪気はないのですが、旦那さんの行っていることを全て知りたくなるし帰りが遅くなると体のことを心配して電話をかけて居場所を確認するのです。友人の気持ちもわかるのですが、監視をされているみたいで旦那さんが自由を求めたくなる気持ちもわからないわけではありません。

外野から見ていると二人で話し合いをすれば問題が解決できそうなのに、一度狂った歯車を元に戻すには他の人の力が必要なのかもしれません。

私が知り合いになった探偵会社の相談料は、一件あたりの単価が日本一高いそうです。それにもかかわらず毎年業績を伸ばしているのは、元の鞘に戻りたいという夫婦の気持ちをうまく汲んでいるからなのだと思います。

夫婦の問題で悩んでいる皆さんの中にも、もう一度うまくやっていきたいと考えている方が多数いらっしゃると思います。そう思っているのは自分だけでなく相手も同じように思っているかもしれません。高いお金を支払って元の鞘に戻ることも一つの方法かもしれませんが、意地を張らずに素直になって相手と話し合いをすれば望みが叶うように感じています。

◇りらく2013年4月号◇

内閣府で、仕事とストレスの関係という調査をしています。その中で興味深いデータがありました。

当たり前かもしれませんが、ストレスを感じている人の通勤時間そして勤務時間は長く、睡眠時間が短いという傾向がありました。ところが、ある程度の勤務時間を超えると、ストレスを感じている割合が減っているのです。何故でしょうか？

皆さんは仕事を楽しんでいるでしょうか。それとも苦痛でしょうか。私は嫌な時もありますが、基本的に仕事をしている時は楽しいと感じています。私は自分のやりたい仕事に就けたのでそう感じているのかもしれません。ですから、私の趣味は仕事ですかと聞かれることもあるぐらいです。

ちなみに私の趣味はゴルフ、カラオケからはじまってお城や温泉めぐりも好きですし、最近は舞台鑑賞にもはまっています。仕事以外でも楽しみながら時間を過ごしています。

さて本題に入ります。勤務時間が長い人のストレスが軽減しているのは、自ら進んで仕事をしているからだと思います。この中には仕事が趣味という人も含まれているかもしれません。中途半端に長い人は、仕方がないから残業している、要するに自ら望んで仕事をしていないのでストレスを感じることになるのだと思います。

私は学生時代、勉強が嫌いでした。何のためにこのようなことを学ばねばならないのかわからなかったからです。現に社会に出てから微分も積分も知らなくても生活できていますし、ましてや数列の漸化式なんて大学受験のためだけに必要なことでした。

しかし、社会に出てから勉強することが好きになりました。必要に迫られたこともありますが、患者さんの命をお預かりしているのですから勉強しなければなりません。要するにこの勉強は誰かに強制されて行っているのではなく、自らの意思で行っているので楽しいと感じているのかもしれません。

仕事に対してストレスを感じるか否かは、その人の仕事に対する姿勢によって決まってくるのだと思います。自らがその仕事に意義を感じていれば、おそらくストレスを感じることは少ないでしょう。しかしその仕事に意義を感じなければ、さらにいえば「なんでこんなことを行わなければならないのだろう」というように、疑問を感じているのであれば、もっとストレスを感じるようになるのだと思います。

一方、仕事に意義を感じていてもストレスを抱える場合があります。それは責任の重さを感じる時です。この任務を果たさなければならない、私の仕事でいえば患者さんの命を助けなければならないということです。

自分の力量の範囲であればあまりストレスを感じることはありませんが、自分の力量以上を求められる時は本当に大変です。私達の場合、専門医や大病院に患者さんを紹介すれば何とかなる場合もありますが、会社組織の場合はそういうわけには行きません。

このような場合はどうしたらいいのでしょうか。私は、自分自身のベストを尽くすことはいうまでもありませんが、周囲の人達の協力を得ることが大切だと思っています。多くの人達は自分ひとりで問題を抱えてしまうので、処理できなくて苦労しています。正直に自分ができることとできないことを伝えるべきです。周囲の評価が下がることを気にする方がいらっしゃるかもしれませんが、失敗したらもっと評価が下がるでしょう。できない時は勇気を持って皆さんに伝えることです。考えてみてください。自分の力量以上の仕事をしようと思っても土台無理な話なのですから。そして正直に話をする方が会社全体の利益にもつながります。無理をしない、これが一番大切なことなのかもしれません。

◇りらく2013年9月号◇

先日東尋坊に行ってきました。駆け足で帰ってくることになったのは残念でしたが、素晴らしい眺めでした。ここ東尋坊は観光地としても有名ですが、一方でありがたくないことですが自殺の名所としても知られています。ちなみに高所恐怖症の私は断崖絶壁まで近寄ることができません。

今回お話をお伺いしたのは、自殺を減らすために活動している地元のNPOの皆さんでした。この方々は自殺を目的に東尋坊を訪れている人がいないか、毎日監視しているのです。いつ自殺目的の方が来るかわからないのにそれを待ち続けている、本当に気の遠くなるような話ですし、そのような地道な活動に頭が下がる思いです。

ではどのようにして自殺を防止しているのでしょうか。実は、自殺する人は必ず下見に来るのだそうです。昼間一人で来てずっと海を見つめているそうで、そのような人がいた時に声をかけるのだそうです。そして相談にのったり、愚痴を聞いてあげているうちに、自殺を思いとどまった人が随分いらっしゃるそうです。

日本は自殺する方が非常に多く毎年3万人を超えていましたが、昨年は15年ぶりに3万人を切りました。どのような政策が効果を上げたのか分析が必要ですが、この3年間は毎年自殺者の数が減っていました。何もしていないといわれている民主党政権ですが、自殺に関しては確実に成果をあげていました。そうはいっても、自殺者の数は交通事故で亡くなる方の3倍以上でとても大きな問題です。

自ら命を絶つということは本当に悲惨なことです。一般的にはストレスに耐えられなくなったために自殺することになります。例えば病気が回復する見込みがないとか、借金を抱えてどうしようもなくなった、あるいは学校でいじめられたというように精神的に追い詰められて自殺するのです。

人はストレスにさらされると、そのストレスと戦うかあるいは逃げるか、二つの行動様式にわかれます。具体的に説明します。例えば、親から「成績を上げるように」と言われた場合、勉強することはストレスかもしれませんが成績を上げるために勉強します。これはストレスと戦っているのです。

一方で、勉強しても成績が上がらないと考えてしまうと勉強することをやめてしまう、あるいは親との接触を避けるようになったり、学校に行かなくなったりします。要するにストレスから逃げるようになるのです。実は、自殺はこの逃げるという行為の延長線上にあります。最大の逃避行動という方が適切かもしれません。

では、何故このような行動をとるのでしょうか。それは将来を考えて悲観してしまうからです。例えば癌を宣告され生きる望みを失ってしまったとか、借金を抱えて返すあてもなく皆さんに合わせる顔がないとか、これ以上勉強しても自分の目的は達成できないとか、理由はいろいろありますが考えることは全て悲観的なことです。

癌を宣告されても頑張って治療してみようとか、勉強ができなくても社会で何とかやってみようとか、前向きに考えられれば自らの命を絶つ必要はなくなります。

日本人は真面目で、自分を追い込みがちです。駄目でも何とかなるさ、そんな気持ちで人生を送って欲しいと思っています。

◇りらく2013年10月号◇

外来診療中の不登校の高校生がいます。本来は高校二年生なのですが、出席日数が足りず留年することになり、現在も高校一年生です。今年もほとんど学校に行っていないので、また留年することになりそうです。

外来受診当初は何も話をしてくれなかったのですが、最近は少しずつ自分の気持ちを話してくれるようになりました。彼も他の患者さんと同様、自分に自信がなく周囲の評価を気にするタイプです。

しかし診療を開始して1年近くになりますが、何故高校に行かなくなったのかよくわかりません。いじめられているわけではないようですし、今でも同級生と遊んでいます。不登校になった原因はわからないものの、現在高校に行けなくなっているのには別の理由がありました。

一つは、1年遅れてしまってカッコが悪いということです。確かに一緒に入学した同級生は二年生になっていますし、新しい仲間のなかでは自分が一つ年上なので、そのような気持ちになることはよく理解できます。しかし留年しているということに対して、自分が思っているほど周囲はあまり気にしていないのです。しかし本人はそのことをとても気にしています。

もう一つ彼の気分を重くしていることは、将来に対して希望を持てないということです。高校を卒業できないのではないか、あるいは就職することもできないのではないかというように、将来を想像するのですが悪いことしか思い浮かばないのです。

誰でも多かれ少なかれ将来のことを考えます。問題は、私が診療している患者さんのように、悪い点しか見えない人には将来の不安が付きまとってしまうことです。私も先のことを考える時がありますが、その時になってみなければわからないというように、最後は半ば開き直ってしまいます。

彼に今の望みを聞いてみると、他の患者さんと同じように、昔に戻ってやり直したいということでした。残念ながら過去を変えることはできません。そのことはわかっているのですが、将来への展望が開けないので過去を振り返ってしまいます。一方で、自分の考え方を含めて現状を変えていかなければならないという意識があることは、治療者側から見れば治療の糸口になっていることは確かです。

遅れを取り戻す手立ては、私が知る限りでは一つしかありません。それは大検に受かって大学から再スタートすることです。しかし高校に入ってからほとんど勉強していないので、この道は非常に厳しいと思います。

遅れることは覚悟したうえで何とか学歴を確保し、次のステップに向かうことが次善の策のように思われます。そうであれば通信制の高校に入学しなおして、勉強するのが早道だと思います。2年遅れてしまうかもしれないけれど、十分にやり直しはきくと思います。その間に精神的なケアも行うことが大切です。

私が診療しているような高校生は結構いるのだと思います。さらに、高校を中退したけれど、やり直そうと思ってもなかなか道が見つからないという人もたくさんいると思います。

高校を中退して職業に就きたいという人に対して、厚生労働省や地方自治体でメニューを用意していますが、職種はあまり多くなく非常に限定的です。このような患者さんを治療するにあたって、医療者側の限界を感じます。将来への不安を払拭しない限り、患者さんがうつ状態から脱出することは難しいからです。

不登校から引きこもりになる患者さんが多いのも、このような背景があるからだと感じています。現状を見極め、現実的な政策の必要性を感じています。

◇りらく2014年1月号◇

患者さんの中には、正直に自分の状況を伝えられずに苦しんでいる方がいます。現在治療中の40代の患者さんは母親と口論になって以降、ショックでほとんど何もできなくなってしまいました。精神的なことが原因なのですが、彼女はそれを認めたくなかったのだと思います。ある病院に行って慢性疲労症候群かもしれないと言われ、それを信じ込み、ある意味具合の悪さを正当化していました。

外来で話を聞いてみると、慢性疲労症候群とはとても思えません。何回か診療したのですが、お互いの話はかみ合わず、私は慢性疲労症候群の患者さんの治療はできないので、他の病院に行って治療を受けることを勧めました。しかし、彼女は精神的な問題もあるので、その点は私の外来で治療を受けたいというので治療を継続しました。

ところが毎回最後には、「私は家族のためにいろいろなことをしてあげたいけれど、ほとんど何もできないのでとても辛い。慢性疲労症候群の辛さがわかってもらえない」と言うのです。本人が慢性疲労症候群であると思い続けている間は、治療できるはずがありません。

私はやりたい、あるいはやらなければならないという意思がある、しかしうつ病の患者さんはやる気もなくなるので、その点が違っていると彼女は考えていました。治療は、この思い込みを変えることから始まりました。つまり精神的な理由で体が動かなくなる、あるいはやりたい意思はあるけれど何もできないという場合もあるのだとわかってもらうことです。

もう一つ、気持ちの問題という点が引っ掛かっているようにも感じました。子どもの頃から頑張り屋で、親の期待に応えたいと親に反抗することもなく頑張ってきました。気持ちの問題は何とでもなる、というよりは何とかしなければならないと思っているのでしょう。「病は気から」ではありませんが、気持ちの問題で体が動かなくなることを理解してもらうのに随分時間がかかりました。

彼女は親に反抗することはありませんでしたが、彼女の娘さんは反抗期を迎え、彼女の言うことを聞かなくなっているようです。そのことも彼女にとってショックだったようです。自分の母親からは認められずに、子どもからは反抗され、自分の理解者は誰もいないと感じていました。そのため、自分の人生を振り返り後悔し続ける毎日でした。

しかし、自分の病気が気持ちの問題であると納得してくれてからは、彼女に理解者が出てきました。それは、彼女の夫と、治療者の私です。治療する上で、同じ土俵に上がってくれたのでやっと治療が始まります。

患者さんの中には、本当の自分を出していいのだろうかと考えていらっしゃる方が数多くいらっしゃいます。このような人達の多くは自分に自信がなく、周囲の評価を気にするので本当の自分を出すのが怖いのです。

こんなことで悩んでいる自分はどう評価されるのだろうか、そう考えてしまうので何かカッコの良い理由を探すことになります。しかし、それは周囲の人達がとても納得できる理由ではないので、本人一人が孤立してしまうことになるのです。

そのため、さらに具合が悪くなってしまうという悪循環に陥ってしまいます。大事なことは、自分のことを周囲の人に理解して欲しいのであれば、正直に自分をさらけ出すことです。そのことから関係が変わっていき、自分の生活も楽になっていきます。

◇りらく2014年7月号◇

早いもので、2014年も半分が過ぎてしまいました。今年はピアノの練習でもしてみようかなと思っていましたが、仕事の忙しさと生来の怠け癖もあり、ほとんど練習しないまま半年が過ぎてしまいました。

このような「いい加減さ」が、お気楽な人生を過ごすことができる最大の要因だと思っているのですが、私の外来を受診する人のほとんどがこの「いい加減」を嫌っています。

「いい加減」とは、広辞苑によれば、「好い加減」と書き、「①よい程あい。適当。ほどほど。②条理を尽くさないこと。徹底しないこと。深く考えず無責任なこと。③（副詞的に用いて）相当。だいぶん。かなり。」となっています。

①の場合、使い方の例として、「好い加減に焼き上がる」そして②の場合は「好い加減なことを言うな」が挙げられています。このことからわかるように、①の場合は良い意味で、そして②の場合は悪い意味で使われています。同じ言葉で大きく違う意味を持つ、比較的珍しい言葉です。

さて、本題に入ります。私の場合は「好い加減」は①の「ほどほど」という意味合いで使うことが多いのですが、私の患者さんの場合には②の「深く考えず無責任なこと」と理解しており、真面目な性格なのでこのような考え方は許せないのです。さらに言うと、①のような意味を持っているということを知らない人が多いように感じています。

誤解のないように申し上げておきますが、私も無責任な人間は嫌いです。ですから正確に言えば、私と患者さんの場合では言葉の理解の仕方が違うといった方が適切かもしれません。

では何故、好い加減さを嫌うのでしょうか。それは、「好い加減」になってしまうと、自分がだめになってしまうと考えているからです。要するに仕事でも勉強でも、きちんと一生懸命やることが大切で、自分の納得のいく結果が出るように努力しているからです。ですから「好い加減」にやると努力をしなくなってしまうので、自分の納得いく結果が得られなくなると考えており、そのため自分自身が「好い加減」を受け入れられないし、「好い加減」にやっている人を許せないのです。

しかし、どうでしょうか。あまりに真面目で余裕のない人ほど緊張し、思うような結果を残せない人が多いように思います。いわゆるプレッシャーに弱いということです。

真面目な人ほど、自分のために何かを行うのではなく、周囲の人達のことを考えているのかもしれません。スポーツの場合、教えていただいた先生やコーチのために結果を出したい、あるいはオリンピックのように日本の代表であれば、応援してくれている日本の皆さんのためとか余計なことを考えてしまうので、プレッシャーを感じてしまうのです。

「好い加減」だと結果が残せないように考えていますが、①の意味での「好い加減さ」があった方が、実は自分の思った結果を残せることが多いように感じています。周囲の期待も、真正面から全てを受け止めようとせず、ほどほどに適当に受け止めることができれば、気楽に競技に臨めるからです。

毎日全力疾走で走り続ければ疲れてしまい、途中で投げ出さざるを得ない場合も出てきます。集中して物事を行うには限界があります。ですから集中するときは集中して、手を抜くところは手を抜く、そのようなやり方が一番良いと思っています。まさしくこのことが「ほどほど」であり、私が患者さんに話をしている「好い加減」にほかならないのです。悩んでいる皆さん。たまには立ち止まって、自分の人生を考え直してはいかがでしょうか。

◇りらく2014年8月号◇

こんなことを書くと怒られそうですが、とても素敵な女性が、エッと思うような男性と結婚したので今回はそのお話を。

先日結婚式に招待された時のことです。あまりに素敵な花嫁さんを見てびっくりしてしまいました。何故なら、その男性は背も高くないしハンサムでもない、周囲の人が美女と野獣の典型か、などと冗談で話をしていたほどです。ちなみにその女性は、とある企業の会長秘書を務めており、仕事もできて美人で高嶺の花といわれていました。

さて、本題はここからです。彼女が彼氏にひかれた理由は、自分にはない良さを持っていたからでした。彼女は子どもの時から完璧を求められ、それをきちんとこなしてきました。それは彼女だけでなく、彼女のお母さんもそうだったようです。

結婚式での彼女から母親へのメッセージの中で「お母さんもずっと頑張ってきたのだから、少しはゆっくりしてください」という趣旨の発言がありました。彼女自身頑張っているお母さんを見て、自分も頑張らなければ、あるいは期待に応えなければいけないと考えていたことは容易に想像がつきました。

一方、新郎はというとかなりののんびり屋で、いい意味でいい加減だし彼女とは真逆の性格でした。彼女は彼氏のこの点が好きで、というよりもうらやましいといった方が適切かもしれませんが、ここに惚れて結婚を決意しました。しかし女心は複雑で、この性格が最も嫌いで許せない点でもありました。

何故許せないのかというと、彼女の気持ちをほとんど理解してもらえなかったからです。彼女は完璧主義者ですが、完璧にできなければ駄目だということを理解してもらえませんし、周囲から評価されるために自分のやりたいことを我慢していたのですが、その点もわかってもらえなかったからです。

この夫婦と一緒に食事をする機会がありました。彼女の性格は私の外来に来ている人と同じでしたから、彼女の考え方はよく理解できました。そして彼に惚れた理由もわかりましたから、その点についても話をしました。最初彼女は会って間もない私が彼女の性格を理解していたので驚いていましたが、最後は泣き出してしまいました。

彼女は結婚する前からずっと頑張ってきました。できるのが当たり前と思われて、その期待に応えるために苦労してきました。苦労はしましたが、一方で周囲から評価されていたのですから、決して悪い人生とは思っていません。しかし自分の気持ちを本当に理解してくれる人がいなかったので、彼女は苦しんできました。

自分自身を変えたいと思ってもどう変えたらよいのかわからないし、ましてや本格的に変えるとなれば自分のこれまでの人生を否定することになると考えていたので、どうしてよいかわからなかったのです。

彼と結婚することで自分も変われるかもしれない。彼との結婚は自分自身にとって大きな決断でした。しかし残念なことに自分自身は彼のようにはなれないし、彼の嫌いな点だけが見えてくる、悪い点しか見ることができない彼女にとって、決して満足できる結婚生活ではありませんでした。

この時、彼に彼女の性格を説明しました。これまで漫然とわかっていたけれど、彼女が何故そのように考えなければならないのか彼には大きな疑問として残っていました。周囲から見ればきちんとしているのに、それでも十分できていない、そしてその自分を許せない。理解できないのは当然かもしれません。

今は、彼女は彼のようになろうとしていますし、彼は彼女を理解しようとしていて、幸せな結婚生活をおくっているようです。

◇りらく2014年11月号◇

「私のどこが悪かったのかしら」。外来に来られるお母さんがよく話される言葉です。私の外来は、摂食障害や引きこもりの患者さんが受診されます。ただし、本人が来るのは半分ぐらいで、ご両親だけあるいはお母さんだけが来院されることもあります。

ご両親は今の状況に悩んでおり、責任は自分達にあると考えています。勿論すべての親がそう考えているわけではなく、自分達はこんなに心配しているのに、子どもは全く理解していない、あるいはやる気がなくて本当に困ったというように、子どもの責任であると考えている親もいます。

どちらが悪いのかと考えてしまうのは仕方がないことなのかもしれません。しかし、どちらが悪いのかということを言い続けたところで、事態は何も改善しないし、むしろ悪化の一途をたどることになってしまいます。

読者の皆さんにとって意外かもしれませんが、摂食障害にしても引きこもりにしても、親子関係の悪化にすぎないのです。ですから親子関係を改善すれば、病気はかなり良くなります。

例えば、友達同士で喧嘩をした場合、どうやって仲直りするのでしょうか。一般的に言えば、どちらかが歩み寄らなければ、人間関係は改善しません。つまり、どちらかが、「悪かった。ごめんね」と言わなければ、解決はしないのです。

ですから、親子関係を改善するためには、どちらかが歩み寄ることが必要なのです。ところが、友達であれば割と簡単に歩み寄れるのですが、親子となると話は別で、なかなか歩み寄れないのです。

それはなぜでしょうか。一つは互いに自分のことを理解して欲しいと思っているからです。親は、子どもが親の言うことを聞くように望んでいますし、子どもは親が自分の苦しみを理解することを願っています。要するに、親も子どもも互いに甘えているのです。

もう一つ厄介なことがあります。当たり前かもしれませんが、親子はよく似ていて、どちらも負けず嫌いなので、自分から歩み寄ることができないのです。そこで、冒頭の言葉が出てくるのです。子どもがこんな風になってしまったことに関して、親は後悔しているのですが、しかし、自分の責任だとは思いたくないし、一生懸命やってきたのだからと考えてしまうので、自分は悪くないという結論になるのだろうと思います。

私は、過去には触れないことにしています。過去に触れると、必ずどちらが悪いのかという責任論になってしまうからです。そこで考えていただきたいのは、「負けるが勝ち」ということです。

むしろ大事な点は、今の状況をどう変えるかです。互いに苦しんでいるのですから、どちらの主張が正しいのかよりも、どちらがこの局面を打開するのかということの方がはるかに大切です。私は、できれば親から歩み寄っていただきたいと考えています。何故ならば、子どもさんは病気だからです。

どちらが正しいのかということを問い詰めて、子どもを説得したくなる気持ちもわかります。しかし、これまでも同じことを何度も繰り返して関係を悪化させてきたのですから、別の方法を考える必要があると思います。

私のやり方で全てがうまくいくわけではありません。しかし、問題の本質は親子関係の悪化にあるのですから、それをどう打開すれば良いのか考えていただきたいと思います。それができなければ、親も子どもも不幸なのですから。

◇りらく2015年2月号◇

当たり前のことですが、治療者として嬉しいことは患者さんが良くなっていくことです。患者さんが良くなっていく過程にはいくつかの段階があります。その中で一番時間がかかるのは、治療者と患者さん、そして家族との信頼関係ができるまでだと感じています。

この点に関しては以前にも書いたことがありますが、患者さんやその家族には否定的な人が多いので、私の治療に対しても本当に大丈夫だろうかと疑ってかかるからです。ですから、この段階を越えた人達は治療を継続してくださいますが、そうでなければ病院に来なくなってしまいます。

次に難しいのは、病気に逃げてしまっている場合です。例えば病気だから学校に行けない、逆に言えば学校に行きたくないので病気を理由にしています。いわゆる疾病利得を得ている患者さんにとっては、病気を治さない方が都合が良いのです。

最後に社会復帰する時です。良くなったので社会に踏み出そうと思っても、悪いことばかり想像しているので二の足を踏んでしまいます。誰でも社会に足を踏み出す時には不安になるものです。しかし患者さんは、自分自身は社会に出なければと思っているのですが、必要以上に周囲の評価を気にしたり、自分に自信がないので躊躇したりしてしまうのです。

さて、昨年何人かの患者さんが社会復帰を果たしました。本当に嬉しい出来事でした。今回はその中の一例を紹介したいと思います。

この患者さんのお母さんは、治療を始める前からの知り合いでした。とあるお酒の席で、そのお母さんから子どもさんのことで相談を受けたことがありました。二人兄弟で、弟は言うことを聞いてくれるのだけれど、お兄ちゃんとは喧嘩ばかりして何も言うことを聞いてくれない、どうしたら良いのだろうということでした。

私は、逆にお兄ちゃんは自分で道を切り開いていくので親の思う通りにはならないかもしれないけれど、弟さんの方が心配ですねという趣旨の話をしました。それを聞いたお母さんは私に対して、この人は何を考えているのだろうかと疑問を感じたそうです。

その後ですが、心配していたお兄さんは大学に入り今は公務員として働いています。一方弟さんは、就職したものの就職先でトラブルがあり仕事に行けなくなってしまいました。そこで私の外来を訪ねてきてくださったのですが、この時に、あの時に先生の言った意味がやっとわかりましたと伝えてくださいました。

治療が始まり息子さんと話をしようとするのですが、すぐにお母さんが横から口を挟みます。お母さんは近所でも評判の世話焼きで、本当に良い人です。しかし何でもお母さんから言われてしまうと、息子さんは親の意向を組んで行動してしまうだろうと感じたので、お母さんには息子さんのためにあまりあれこれ言わないで欲しいとお願いしました。息子に何も言わないで待つということは相当なストレスだったと思いますが、努力の結果少しずつ変わっていきました。

勿論お母さんだけでなく、本人の努力や周囲の人達の手助けもあり徐々に回復し、新しい就職先を探すことになりました。特に新しい職場の上司の方は親身になって、患者さんに向き合ってくださいました。本当にありがたいことでした。

患者さんは人とのかかわりあい方がうまい方ではなく、営業や事務職は難しいのでそれ以外の仕事の方が向いていることを伝えました。お母さんにしてみると、意外な答えだったと思います。最初はやや怪訝そうな顔をしていましたが、最終的には警備会社への就職が決まりました。いま彼は公共事業関係の警備を行っています。機転の利かないところはありますが、真面目で実直なので皆さんに信頼され、本人も喜んで仕事に就いています。

少しでも患者さんが良くなるように、これからも努力していきたいと思っています。

◇りらく2015年3月号◇

早いもので、あの大震災から4年が過ぎようとしています。犠牲になられた方々に衷心より哀悼の誠をささげます。また、一日も早い復興をお祈り申し上げます。

さて、大震災による心の問題が取り上げられています。確かにPTSDのように、大震災によりその恐怖が忘れられず心の悩みを抱えている患者さんもいらっしゃり、心身医学が必要であると感じています。

一方、多くの皆さんは将来の不安を抱えており、これは政治でなければ解決できないと思っています。いつ新しい住宅に移れるのだろうか、借金を抱えることになるけれど大丈夫だろうか、新しい仕事に就けるのだろうか、これらの悩みを多くの被災者が抱えています。これに対する不安は、残念ながら心身医学では解決できません。明確な方向性を打ち出していくことが極めて大切です。

さて今回は大震災で悪くなった患者さんではなく、少し前向きに、大震災を契機に良くなっていった患者さんをご紹介したいと思います。患者さんは30代の男性で、大震災前から外来に通院されていました。

考え方は否定的で、彼は自分自身に対してだけでなく社会に対しても否定的でした。ただしよく勉強していて、外来で私に話をすることは日本を取り巻く安全保障、例えば中国の脅威や竹島をめぐる韓国との関係や日本、そして財政問題、自分達が受け取るであろう年金などについてでした。

否定的な彼はいわば世捨て人のようで、何をしても変わらないのだから社会にかかわる意味はないという趣旨の話をしていました。生活費はいわゆるデイトレードで利益を稼ぎ、それで生活していました。人と付き合うのもおっくうで、家に一人でいる生活が続いていました。そのうち一人で生活しているのも暇になったらしく、近くの海で釣りをしている人達と仲良くなり、毎日釣りをするという生活でした。

その彼の生活が一変したのが東日本大震災でした。彼の家は津波で流され、本人も津波にのみこまれ危うく命を落とすところでした。何とか一命を取り留めた彼は他の被災者同様、避難所で生活したのち今も仮設住宅で生活しています。

その彼が、きっかけは忘れたのですが、台湾に旅行に行くことになりました。その台湾で大震災のことを聞かれ、さらに台湾の人達が自分たち被災者のためにできる限りの協力をしていることを目の当たりにしました。この時彼は自分のこれまでの行動を恥じたそうです。自分は被災者なのに復旧のために何もしてこなかった。それにもかかわらず、遠く離れた他の国の人達が自分達のために頑張ってくれている。自分も日本に戻ったら復旧のために頑張ろう、そう思って帰国しました。

彼が日本に戻って行ったのが、地域のＦＭを立ち上げるためのボランティアでした。その仕事を通じて何をしても無駄なんだというこれまでの自分の考えを捨て、とにかく地域のために頑張らなければと思うようになりました。

元々は真面目な人間です。仕事を本気で始めれば、一生懸命取り組んでいきます。その仕事ぶりが認められ今はＪＲ関連の仕事に就いています。

震災によって精神的な悩みを抱えてしまった人もいる一方で、大震災を契機に立ち直った人もいます。マスコミの報道は悪くなった人を中心に取り上げていますが、彼のように立ち直った人も取り上げて欲しいと思います。何故ならば、それは彼だけではなく、社会を捨ててあきらめている人達に勇気を与えてくれるからです。これから彼が、地域のためにどれだけ活躍してくれるのか私は本当に楽しみにしています。

◇りらく2015年7月号◇

飲み会の席での勢いで、5月に登米市の長沼で行われた東北風土マラソンに参加しました。これまで仙台リレーマラソンに2回参加し、1・5㎞を2周したことはあるものの、ハーフマラソンに参加するのは初めてでした。

このマラソンに参加するために体重を7㎏減量し、週に5日程度ルームランナーで走り込みを行い、何とかハーフを完走しました。時間はほぼ設定通りの2時間47分49秒でした。

このマラソンを走るにあたって、東京でお世話になっている整体師の方が、前日東京から来て体の手入れをしてくださいましたし、当日は私の知り合いのランナーが伴走してくださり、皆さんに支援していただき走りきることができました。本当に感謝の気持ちでいっぱいですし、ありがたいことだと思っています。

平坦なコースだから大丈夫ですと言われていたのですが、アップダウンがほとんどで平らな所はほんのわずかしかなく、ルームランナーで平地しか走っていない私にとって厳しいコースでした。

この「風土」マラソンは「フード」にかけていて、登米市や南三陸町の名産品を食べながら走るレースです。いわば、町おこし対策を兼ねたマラソン大会といった方が適切かもしれません。当日は11ヵ所のフードコーナーが設けられていて、登米の名産品や南三陸町の海の幸を堪能しました。

笹かまからはじまって、めかぶや山葡萄ゼリー、私は遅い方だったのでソーセージはなくなっていたのですが、その代わり用意されていたお漬物のおいしかったこと。晴天に恵まれ相当汗をかいたので、塩分の補給は本当にありがたかった。

参加者は昨年より１０００人増えて、３０００人になったそうです。出発地点には地元の名産品をはじめとした屋台が出ており、天気も良かったのでマラソンの参加者以外の人達も多数来場されていました。イベントとしては大成功だったのではないかと思います。

完走賞として何故かお酒の利き酒券が用意されていて、知り合いの方が気を利かしてくださりさらに追加の券をいただいたので、20杯以上飲んだでしょうか。さらに蔵元さんが直接販売に来られていたので、疲れも忘れて酒談義になり、試飲したついでに10本ほどお酒を買うことになってしまいました（笑）。

その日の夜は爆睡で、翌日は太ももがパンパンでした。これからも体調管理のためにルームランナーで走ろうと思います。走っている時は楽しい時も苦しい時もありました。走り終えた時に達成感があり、おそらくこの気持ちを感じたくて皆さん走っているのかなとも思いました。

マラソンもそうですが、何か一つのことを成し遂げると、少しかもしれませんが、自分に自信が生まれてくるものです。それは走りきったこと、つまり結果が出たことも大きいのですが、むしろこの大会に出場するために努力したことから生まれる自信の方が大きいように感じました。

私は走れる体を作るために食事も制限して7㎏減量しましたし、できる限り時間を作って走ってきました。このように、何か目標に向かって努力することが大切なのだと思います。

私の患者さん達は目標を失っています。そして、あきらめの方が強くなっています。小さなことでも良いと思うのです。目標を立てて努力していく、その積み重ねが自分を変えていくことにつながります。患者さん達は真面目な人達です。その真面目さゆえに病気になっているのですが、その真面目さが病気を治す力にもなると思います。あきらめないで、最初の一歩を踏み出して欲しいと思います。

◇りらく2015年10月号◇

「摂食障害」と一口に言いますが、「拒食症」と「過食症」の患者さんでは病状は大きく違っています。「拒食症」は食事を摂取する量を抑えて痩せている患者さんで、「過食症」は食事を大量に摂取するのですが、それを嘔吐して痩せ続けている患者さんです。

このように食行動の問題で痩せているという点では一致していますが、食行動は違っていますし、さらに患者さんの考え方にも大きく違っている点があります。「拒食症」の場合は痩せ続けることで自分の苦しさを周囲に伝えたいということが主な目的なのですが、「過食症」になると自分が嫌いになり自虐性は強く、重症化しています。

勿論「拒食症」や「過食症」の患者さんは自分に自信がなく、周囲からスタイルが良いねと言われることで自分が満足するために痩せ続けているという側面もあります。しかしこの二つの病気にある根幹を間違うと、治療はうまくいかなくなります。

さて、自分の苦しさを知って欲しいという思いは、主に自分の一番大事な人に向けられています。例えば私の患者さんは少しずつ食事の量が増えていきましたが、お父さんが嬉しそうな顔をしたのでその時食べていたものを吐き出しました。本人はその時の心境をこう語っていました。ここで両親を許してはいけないと。親子でどのようなことがあったのかわかりません。しかし自分の苦しみがまだ両親に伝わっていないと感じて、その後も「拒食」を続けました。このように、自分の苦しさを知って欲しいという気持ちが強いのです。

しかし「過食症」は違います。周囲に自分の気持ちを理解して欲しいという思いは一緒なのですが、さらに自分を責める気持ちが加わる、あるいは自分が嫌いなので自分を痛めつけるという気持ちが加わってきます。

そのため自分自身で気持ちのコントロールができなくなり、食事を無制限に取るようになります。その際「この醜いメス豚、もっと食べろ」というように、嫌いな自分を痛めつけながら食べ続けることになります。

このことからおわかりいただけると思いますが、拒食症より過食症の方が重症で、治療は難しくなってきます。ですから摂食障害の治療の場合、拒食症の段階で治療を行うことが大切になります。

では、どうすればいいのでしょうか。前述しましたが「拒食」というのは、自分の苦しみを知って欲しいというメッセージを送っている行為です。ですからそのメッセージを送られた人達は、そのことを受け止めることが大切になります。

ところが多くの家族の方は、受け止めるというよりも正論で説得しようとします。食事をしないことが体に悪いことは、患者さんもよく理解しています。「拒食」を続けることは、自分の苦しさを知って欲しいと思って行っているのですから、いくら説得しようとしてもうまくいかないのは当然のことです。

一方親は親で、自分は子どものことを大切に思っているのにどうして伝わらないのだろうと考えています。ですから互いに自分の気持ちを理解してくれないと感じ、互いの距離が離れていきます。大切なことは自分の気持ちを主張することではなく、お互いがお互いの考え方を理解し少しずつ歩み寄ることです。そうすれば必ず良くなっていきます。治療していて、悲しい思いになる時があります。子どもだけではなく、親も病んでいる。ボタンの掛け違いにより生じた病気を治していくのは本当に難しいことです。

◇りらく2016年3月号◇

先日、職場で悩んでいる人が増えていて、自分達にどのようなことができるのだろうかという相談を受けました。確かに難しい問題です。良かれと思って話をした結果、さらに症状が悪化してしまうことがあるからです。

さて皆さんは自分が精神的に苦しんでいる時に、周囲の人からどのような言葉をかけてもらいたいと思うでしょうか。逆に言うと、どんな言葉をかけられたくないでしょうか。なかなか難しいかもしれませんが、自分がそのような立場になった時に、どのようにしてもらいたいかということを考えることが重要だと思います。

例えば上司からパワハラを受けた時に、「ひどい上司だよね」とパワハラを受けた同僚と同じような立場に立ち怒りを共有する場合と、あなたは要領が悪いから上司に注意をされるのだからもう少し行動を変えた方が良いのではというように言われた場合と、どちらが良いでしょうか。

おそらく皆さんは、前者のように振る舞って欲しいと感じているはずです。私もそう思いますし、そうすべきだと思います。誤解のないように申し上げておきますが、後者の人も悪気があってそのようなことを言っているわけではない場合が多いのです。何故ならば、同僚はパワハラを受けた本人にアドバイスを送るつもりで発言しているからです。つまり良かれと思って言っているのですが、受け取る側からすると、今回の問題に対して、上司ではなく自分に非があると感じてしまうので、勿論その言葉を受け入れることはほとんどないと思いますし、自分のことを理解してくれないのだと距離を置くようになってしまうと思います。

何か問題が起こると、どちらが正しいのかと考える人が多いと思います。今のような問題でも本人は上司が悪いと思っているのですから、最初のうちは上司をかばうような、そして本人が間違っているというような発言をするべきではありません。繰り返しになりますが、考え方を共有すること、簡単に言えば愚痴を聞いてあげることが大切です。

怒りを共有するだけで問題が解決する場合もあります。それは、とにかく自分の怒りを聞いて欲しい、そして同調して欲しいと考えている人が多いからです。ところがそれだけでは解決しない場合があります。何故ならば問題が起こるのは多くの場合、どちらかが一方的に悪いわけではないからです。

このような場合本人にアドバイスを送ってあげなければなりませんが、このタイミングが重要で、ある程度怒りが収まって本人が冷静になって考えることができるような状態になってから、傷つけないように言葉を選びながら話をしていくことが大切です。

このように一般論として文章に書いたり話をしたりするのは簡単なことですが、実際にその場面になると、その人達の性格や物の考え方が違うのでアドバイスを送ることはかなり大変だと思います。そのような場合は無理をせずに専門家にゆだねた方が良いかもしれません。

自分がされたくないことは相手もして欲しいとは思っていません。相手の立場に立って、接していくことが大切なのだと思います。

◇りらく2016年7月号◇

仙台リレーマラソンに出ることになって、それから時々走るようになりました。リレーマラソンだけではなく、昨年は登米の東北風土マラソンに、そして今年は柴田さくらマラソンにも参加しました。走りはじめて以降、ぎっくり腰になることもなく、とても快調な生活をおくっています。

下半身を鍛えることは腰痛の防止になるだけでなく、認知症の予防につながることも明らかになっています。走らなくても良いので、散歩するか室内でスクワット等を行うのも良いと思います。

ちなみに皇居の周りで市民ランナーが走っている姿をよく見かけますが、東京のように空気が悪い所で走ると、かえって体に悪いことがわかっています。走るときには空気の良い所で走るようにしていただきたいと思います。

さて、先日アート・インクルージョン・ファクトリーを訪れました。アート・インクルージョンの理念は、アートを通じて全ての人を優しく包み込む社会を実現することであり、アート・インクルージョン・ファクトリーでは障がいのある人もない人も一緒になって芸術に取り組んでいます。

仙台のこの施設には、精神障がい、そして身体障がいのある方が通所されています。そしてこの施設の中で音楽や絵画を楽しんでいます。作品を見せていただいたのですが、どれも個性的で本当に素晴らしいのには驚かされました。

雅号を「妄想エンジン全開娘」とした方の作品は、色づかいといい構図といい、ピカソを彷彿させるものでした。この雅号の「妄想エンジン全開娘」という名前も素敵だし、私とは感性が全く違います。そして、この素晴らしい個性を大切にしていくべきだと思っています。

これまでの障がい者政策というと、健常者サイドから障がい者の人は何ができるかを考えて施策を行っていたように思います。勿論、これまでの取り組みを否定するつもりは全くありません。ただ、今回アート・インクルージョン・ファクトリーを訪れ、その理念や取り組みを見た時に、これまでの政策とは根本的に違っていると感じました。

それは、その人の持っている能力を引き出してこようという点です。私のように絵が最も苦手な人はその分野で能力を発揮できるとは思いませんが、それでも絵の得意な人、得意ではないかもしれないけれど絵を描くことが好きな人達は大勢いるはずです。好きなことを行って、これが仕事になって障がい者の皆さんが自立できたなら、こんなに素晴らしいことはないと思います。

考えてみれば、テレビ番組にもなっていますが、「裸の大将」でおなじみの山下清さんも障がいをお持ちです。しかし彼は素晴らしい作品を残しています。ですから芸術に関して言えば、障がいを持っていることがハンデになるということはないのかもしれません。

先日、とある会社で山下清さんの作品を見る機会がありました。コメ粒ぐらいの小さな紙を貼り付けた「花火」という作品でした。とても根気のいる作業で、私ならすぐに投げ出してしまうだろうと思いました。というよりも、絶対にやろうとは思わないだろうと感じました。しかし山下さんはそのことを苦と思わず、むしろ楽しんで制作していたのではと思えるような本当に素晴らしい作品でした。

是非皆さんにも、アート・インクルージョン・ファクトリーを応援していただきたいと思います。一度訪れてみてください。皆さんも元気づけられますよ。

◇りらく２０１６年11月号◇

先日外来に来られた子どもさんには驚かされました。小学校六年生から不登校で、今は引きこもり状態です。生まれつき難聴で言葉が全く聞こえず、そのことが原因ではないのですが、人間関係をうまく作れずに引きこもり状態になっています。

驚かされたのは、彼の才能です。勉強は大好きで一生懸命努力し、成績は学校で一番だそうです。それだけでなく、世界中の人を相手にゲームを行っているようですが、誰にも負けたことがないそうです。

彼の病気の診断をつけるとすれば、発達障がいになるのかアスペルガー症候群になるのかわかりませんが、診断をつけることより彼の才能をどのようにしたら引き出せるのか、診療中にそのことだけ考えていました。

豊かな才能を持っているのは、この子だけではありません。以前このコラムで書かせていただいたアート・インクルージョン・ファクトリーで働いている山田祥子さんのライブを聞きに行った時、向かいの席の女の子が書いた絵を見せてもらいました。

画才のない私の表現なので皆さんにうまく伝わるかわかりませんが、独創的でそして神秘的で素晴らしい絵でした。彼女は個展も開いているほどで、本当にすごいと思うのですが、統合失調症という病気を抱えています。

発達障がいやアスペルガー症候群、そして統合失調症という診断がつくと、社会の中では障がい者というレッテルを貼られてしまいます。障がい者とは何なのでしょうか？私達が生活している「一般社会」の中ではうまく生活できない、もしくは順応できないということなのかもしれません。しかし、実は豊かな才能を持っている人達がたくさんいるのだということを、彼らとお付き合いさせていただいている中で教えていただいています。

前述した中学生は、大学病院で治療を受けていたようですが、もう診ることができないという趣旨のことを言われ、いろいろ調べて私の外来を訪ねてこられました。母子家庭で生活保護を受けています。親の悩みは、子どもの将来のことでした。自分が元気なうちはいいけれど、自分が面倒をみてあげられなくなった時にどうなるのか、とにかく自立させてあげたいと考えていましたが、どのようにしたらいいのかわからなかったようです。

彼は興味のあることは一生懸命やるのですが、興味のないことは全く覚えないのだそうです。例えば、冷蔵庫の冷凍室と冷蔵室を教えてもいまだにわからないということでした。一方興味のあることは寝なくてもずっと続けているそうで、買ってきた扇風機を一度バラバラにしてそれから組み立てたりするそうです。

さて問題はこれからで、最も重要なことは、どのようにしたら彼が興味を持つことを見つけ出せるかということです。彼はゲームが好きなようなので、プログラマーのような職業であれば人間関係もあまり関係ないし、十分な収入が得られるのでそのような世界はどうだろうかと親に話をしています。

ソフトに関連していえば、世界で大きな問題になっていることの一つにサイバーテロがあります。わずか数秒の間に新しいウイルスが生まれているそうです。この分野では日本は相当立ち遅れていますが、彼のような人材にソフト開発を行わせれば今までとは全く違ったものが生まれるかもしれません。

神様は平等に能力を与えてくださっているとよく言われますが、彼らとお付き合いさせていただいて本当にそのように感じています。彼らの能力を十分に発揮できる社会を創っていきたいと考えています。

◇りらく2017年5月号◇

今の苦しい状態から何とか立ち直りたいと考え、変わろうとしている患者さんがいるのですが、うまくいかない場合が大半です。何故そのようになるのかといえば、考え方を変えずに行動様式だけを変えようとしているからです。だからうまくいかないし、かえって苦しくなる時があります。

わかりにくいので具体的な例をお示ししたいと思います。40歳ぐらいの男性ですが、とても真面目で責任感も強く会社からも信頼されており、中間管理職に昇進しました。これまでも会社のことで具合が悪くなったことがあったのですが、立場が変わってから仕事を休まなければならないほどになってしまいました。

彼の場合、上司からいつまでに仕事を仕上げて欲しいと言われればそのために努力しますし、一方部下から仕事がいっぱいでこれ以上仕事は増やせませんと言われれば、何とか自分の力で解決しようとします。無理なことを無理ですと言えず、自分一人で背負ってしまうのですから、具合が悪くなるのは当然です。

こんな時、どのようにアドバイスすればいいでしょうか？　一般的には上司に対して、仕事ができないのだからできませんと言えばいいとおっしゃる方が多いと思います。しかしそうアドバイスされても、上司に対して「できません」と言えないから苦しんでいるのであって、そのようなことを言われると自分が責められているように感じ、かえって具合が悪くなってしまいます。さらに言えば、仮に「できません」と言ったとしても、こんなことを言ってよかったのだろうかと考えてしまうので、結局どのようにしても具合が悪くなってしまうのです。

このように、考え方を変えずに行動様式だけ変えようとしても、問題は解決しないのです。ではどうすれば良いのでしょうか？　結局は根本的な考え方を変えなければ良くならないということです。

上司から無理な仕事を押し付けられ、愉快な気持ちになる人はいないでしょう。しかし全ての人が、具合が悪くなるわけではありません。こんな無理難題を押し付けてうちの上司は何もわかっていないと反発する人もいるでしょうし、無視する人もいると思います。このことからわかるように、具合が悪くなるかどうかはその人の考え方によるのです。

真面目であること、責任感が強いことは決して悪いことではありません。「過ぎたるは猶及ばざるが如し」ではありませんが、真面目であり過ぎる、そして責任感が強過ぎることが問題なのです。

勿論、そのような性格でも具合が悪くならなければ問題はないのですが、具合が悪くなるのであればその行動様式だけを変えるのではなく、自分の考え方を変えていく必要があります。そう簡単なことではありませんが、問題の本質を理解することから始めなければ良くならないことはいうまでもありません。

◇りらく2017年9月号◇

東京で一人暮らしをしていた母親が体調を崩し入院しました。お見舞いに行った時に愕然としたのですが、それは、あのしっかりしていた母が手掴みで食事を取っていたからでした。妹から軽い認知症だと言われていたのですが、実際にその姿を見ると悲しみでいっぱいになりました。

とにかく、厳しい親でした。勉強は勿論のこと、テレビを見ることも制限されていました。ドリフターズが全盛期で、学校に行くと友達がその話で盛り上がっているのですが、私だけ参加できず、本当に気分が重くなりました。成績は良かったので、テレビを見ていないだけでがり勉と言われ、それが嫌だったので、だんだん勉強しなくなりました。

もっと大変だったのは、私がやっていることにいちいち口をはさんでくるので、周囲の評価を気にするようになったことでした。試験は満点を取ってこないと注意されるのですが、まだ点数が付くものは良いのです。良かったか悪かったのかわかりますから。問題は音楽や体育で、完璧にできないといつも何か言われるのではないかと、ストレスの塊になっていました。

中学生になって反抗期が始まります。否定されて育ってきましたから、相手を批判するのは得意で、毎日のように親と喧嘩していたと思います。高校に入学してから、父親の仕事の関係で、仙台で一人暮らしを始めるようになり、本当に楽しい時代を過ごしました。勉強しませんでしたから、東京で両親と会うとお説教で、その時はへこみましたが、楽しい高校時代でした。

大学時代は自宅から通っていたので、喧嘩しないように、なるべく母とは会わないように、そして口もきかないようにしました。勉強せずにバイトと部活と飲み会に明け暮れていましたから、顔を合わせれば注意されていました。このような生活でストレスを感じ、過敏性大腸炎になり、一日に何回もトイレに行くようになりました。大変だったのは電車で通学する時で、何回途中下車したことか。

社会人になってからも、口論は絶えませんでした。一年に一度子ども達を連れて母親に会いに行くのですが、子ども達からは、「パパお願いだから、ばあちゃんと喧嘩しないでね」とお願いされていたくらいです。

私がいくら大人になっても、親は子どもに言う権利があると言って、細かいことも口うるさく注意してきます。余計なお世話で、母との距離は遠ざかるだけでした。

私は母が苦手でしたが、母にとって私は自慢の息子だったみたいです。会えば喧嘩するので、あまり会いませんでしたし、どうしても母を許すことはできませんでした。子育てについても話をしたことがありましたが、私は絶対に違う子育てをすると言って、子ども達を信頼し、あまり干渉することもなかったので、伸び伸び育ったのではないかと思います。

これまでこんな気持ちで母と接していたのですが、先日お見舞いに行った時、やつれた母の姿を見て、これまでのわだかまりを捨てて、最後に親孝行しようかという気持ちになりました。母とはいろいろあったけど、今幸せな人生を送れているのも母が私を産んでくれたおかげですから。

これまであまり足を運ぶことはありませんでしたが、少しはマメにお見舞いに行こうと思います。何かをしてあげられるわけではないけれど、少しでも一緒にいることが親孝行なのだと思います。親父が亡くなる前に「親父の子どもで良かった」と言えなかったことをもの凄く後悔しています。

今度は母に「お袋の子どもで良かった」と伝えたいと思います。親子の関係はなかなか難しいものです。

◇りらく２０１７年12月号◇

9月号に母のことを書いたら、「今回は泣けた」とか「私も親子関係のことを考えました」等、ずいぶん反響があったそうです。ご感想をお寄せいただき、本当にありがとうございました。今回は続編を書かせていただこうと思います。

10月13日は母の誕生日だったので、お花を買って施設にお祝いに行ってきました。誕生日に母にお祝いを送るなんて、何年ぶりか忘れてしまいました。私の代わりにかみさんや子ども達が送ってくれているのですが、素直になれない私はいつも家族に任せていました。

何も告げずに行ったので、めちゃくちゃ驚いていましたが、すごく喜んでくれました。何年もこんなことをしたことはなかったし、照れくさいというかどう反応して良いかわからず、素直になれない自分がもどかしく感じられました。

私の外来に来る多くの患者さんは、親子関係に問題があり、その関係を修復するために苦労しています。自分以外の人にはどうすれば良いのか伝えられるのですが、いざ自分のこととなるとなかなかうまくいかないものです。

私の患者さんの中には、自分の息子さんの引きこもりを治すために、大学に通って心理学を学んだ方もいます。今はスクールカウンセラーとして活動されており、相談いただいた家族に対して適切なアドバイスを送っています。しかし、いざ自分の子どもとなると対応が変わってしまいます。本当にうまくいかないものです。

私が母を受け入れることができないのは、親は子どもに対して言う権利があるという態度で接してくるからだと思っています。子どもの頃ならいざ知らず、今は60歳を超えたいい大人です。大人として見ていない、その姿勢にカチンときているのだと思います。これは私の母に限ったことではなく、多くの親がそのように考えているようです。ちなみに、私は自分の子どもに対しては、一人の大人として向き合うようにしています。

もう一点は、考え方が違っていること、つまりその価値観の相違が、受け入れられない理由なのだと思います。しかし、考えてみると全ての考え方が違っているわけではなく、一致している点もたくさんあるのですが、そのことはあまり考えず、違う点だけ見ているからうまくいかないのだと思います。これには理由があって、子どもの頃からダメな点だけ母に指摘されてきましたから、私も母のダメな点だけを見ているのです。

人生を振り返ってみて、いろいろ苦労はあったし、自分の考え方を変えた時期もありました。それでも、自分自身、今はとても幸せだと思えているのですから、一生懸命に育ててくれた母に感謝しなければと思うようになりました。そのうち、ゆっくりとわだかまりを捨てて話ができればと思っています。

◇りらく2018年5月号◇

先日、ある方が「うつ病の患者さんが増えている」とおっしゃっていましたが、私は、「うつ病」と「うつ状態」を混同しているのではないかと感じています。

うつ病とは、気分障害の一種で、抑うつ気分、意欲・興味・精神活動の低下、焦燥、食欲低下、不眠、持続する悲しみ・不安などを特徴とした精神障がいです。読者の皆さんは、このような気持ちになったことはないでしょうか。多かれ少なかれ、このような症状を呈したことがあるはずです。

勿論、私自身もこのような気持ちになったことがあります。例えば、信じていた人に裏切られたとか、仕事でうまくいかなかったとか、様々な場面で経験しました。

では、このような症状を呈した場合、それが全てうつ病かというとそれは違います。前述したように、信じていた人に裏切られたとか、仕事でうまくいかなかったとか、これらの理由で落ち込むことは皆さんも理解できると思います。これらの反応は理解可能な正常な反応ということができますし、時間が経過する、あるいは別の成功体験によって解決する場合があります。このような症状を呈した状態はうつ状態であり、うつ病とは全く違うのです。

私たち治療者にとっては、うつ状態から早く脱却できるようにカウンセリングを行うことは勿論ですが、うつ状態になりにくい考え方を身に着けてもらう方がもっと大切なのかもしれません。

うつ状態になりやすい人の考え方の特徴は、否定的であるということです。仕事に失敗して会社に大きな損失を与えた場合、反省することは当然のことです。しかし、それに加えて、私は会社に迷惑をかけた役に立たない人間だとか、何をやってもうまくいかないとか、極端な言い方かもしれませんが、生きている価値がないとまで考えてしまうので、さらに落ち込んで、うつ状態になってしまうのです。

前向きに考える人であれば、仕事の失敗について反省しますが、失敗した問題点を整理し、次には失敗しないようにしようと考えるので極端に落ち込むことはありません。

要するに考え方一つで、その後の対応が変わってきます。このような後ろ向きの考え方を変えていきたいと思っている人は多いと思いますが、どのようにして自己改革をしたら良いのかわからないのが実態だと思います。

自分自身が変わるために最も大切なことは、変わりたいと思うかどうかです。本当に変わりたいと思えば変えることができるし、そう思っていないから、変えられないのだと思います。

どう変えたらよいのかわからない方も多いと思います。その時には、気軽に外来に足を運んでいただければと思います。

◇りらく2018年7月号◇

人気アイドルグループのメンバーが強制わいせつの疑いで書類送検され、グループを脱退しました。そして、その背景にはアルコール依存症があると言われています。私もアルコール依存症の患者さんを受け持ったことがありますが、その当時はなかなかうまく治療できませんでした。理由は簡単で、何故アルコール依存症になるのか、その病理を理解していなかったからです。

アルコール依存症の患者さんには、考え方に共通している点があります。それは、摂食障害や引きこもりの患者さん達と同様で、生真面目で過度に周囲の評価を気にし、良い人でありたいと考えていることです。また、否定的な考え方をしてしまうので、自分の良いところを見つけることができず、自分に自信がありません。さらに、白黒をつけたがるというか、〝いい加減〟という言葉を嫌います。

アルコール依存症の患者さんには、もう一つ共通している点があります。それは、お酒を飲まない時は本当に良い人だということです。私は断酒会の皆さんと交流がありますが、穏やかで本当に良い人達ですし、家族の方もそのようにおっしゃっています。

では何故、そのような人がアルコール依存症になるのでしょうか。真面目で過度に周囲の評価を気にしている人は、日常生活において自分の感情を押さえつけています。例えば、同僚が何か悪いことを行った場合、生真面目なのでそれを許すことができないのですが、周囲からどのように言われるのかわからないので、自分を抑えて我慢してしまいます。そのことがストレスになるのですが、そのはけ口がありません。ところが、アルコールの力を借りると、自分を押さえつけていた理性が外れるので、自分の言いたいことが自由に言えるようになります。そのため、アルコールの力を借りるようになっていくのです。

このようなアルコール依存症の患者さんを治療する場合に、病気の原因となっている考え方を直そうとするわけではなく、病院に入院させ、アルコール摂取を禁じます。アルコールが入手できない病院では良いかもしれませんが、退院すれば簡単に手に入れることができるので、またアルコール漬けの生活になってしまいます。

原因となっている考え方を変えることなく、アルコールを制限し、行動様式だけを変えようとするので治療はうまくいかないのです。さらに、患者さんに対して、お酒を飲むと体に悪いのでお酒をやめましょうと正論で説得しようとします。以前の私は、このような治療をしていたのですが、残念ながらうまくいきませんでした。

今は患者さんの苦しみを理解し、患者さんと話をしたうえで、考え方を変える治療を行っています。当たり前のことですが、人は考えに基づいて行動しています。ですから、考え方を変えることが重要なのです。

このことをわかっている方もいらっしゃるのですが、どのように変えてよいかわからない方が多数です。そのような患者さんにアドバイスを送るのが私達の仕事です。もしお悩みの方がいらっしゃったら、外来を訪ねてきていただければと思います。

◇りらく2018年11月号◇

演技派として名を馳せた大女優がお亡くなりになり、晩年にご出演なさっていた映画作品を見てきました。一緒に暮らしている人達が本当の家族なのかよくわからないまま、ドラマは進行していきます。ただし、家庭内で虐待を受けている子どもを家に連れてきていて、この子が家族ではないことだけは分かっていました。

最後に、万引きした子どもが捕まったことで、それぞれ何かを抱えている人達が集まって生活していたことが分かりました。私にとって印象的だったのは、虐待を受けていた子どもが児童相談所の人に、両親の元に帰らず今まで通りに生活したいと告げたことでした。

子どもは、自分が望んでいる家庭に生まれるわけではありません。親を選べないという、厳しい現実があります。現在診療中の患者さんもそうで、母親は結婚後に家庭内暴力を振るわれ、離婚して患者さんら子ども達と一緒に実家に戻ってきました。

しかし、何故かわかりませんが、この母親は子ども達を実家に残し、暴力を振るっていた夫の元に戻っていきます。子ども達は祖父母に育てられることになるのですが、祖父は短気でどなり声をあげ、文句ばかり言っているので、引きこもるようになりました。

りらくを読んで、私の外来に来てみようということになり、祖母と母親の姉の二人が来院されました。祖父に考え方を変えてくださいとお願いするのはとても無理そうでした。患者さんが引きこもっているのは、ご両親の元でも、今の家でも居場所がないからだと思います。そこで、少しでも良いから会話を増やし、患者さんに何かをやりたいと思える環境を作ることを提案しました。

祖母と母親の姉の努力もあり、患者さんは少しずつ心を開くようになり、子どもの頃得意だったサッカーをやりたいと話すようになりました。昔患者さんが所属していたサッカーチームの監督さんは彼のことを良く覚えていてくれたので、患者さんにそのチームに行くことを勧めることにしました。

同時に取り組んでいることは、患者さんの祖父母の関係を変えることです。誤解を招くかもしれませんが、簡単に言えば祖母は祖父の奴隷でしかありませんでした。理不尽なことを言われても口答え一つせず、ずっと耐えてきました。そのことで、祖母は本当に苦労しています。

今、私が患者さんの祖母に話をしているのは、これからの人生を夫のために生きるのか、それとも孫のために生きるのかということです。勿論、生きることは自分のためでもあります。

両親に見捨てられた患者さんが頼れるのは祖母だけです。今後どうなっていくのか分かりませんが、心の傷を拭い去り、社会復帰させてあげられればと思っています。

あとがき

「破れない殼」という題を見て、皆さん何を想像されたでしょうか。私は診療する中で、自分の殼を破れず、もがき苦しんでいる患者さんと向き合ってきました。苦しんでいるのは本人だけではなく、家族や友人、本人を取り巻く人達も同様です。しかし、この殼を破らなければ次の道は開けません。今回は、「りらく」に連載させていただいて10年を迎えるにあたって、改めて、心療内科医としての考えをまとめたいと思いました。

文章を書きながら、自分自身を振り返ることもできました。60年を過ぎた人生の中で、自分が幸せであると実感できるようになったのは、心療内科医として診療を始めて10年くらいたってからでした。子どもの頃の夢は政治家か医師になることでした。その夢を実現できたのですから、小学校時代の友人の言う通り、「絵に描いたような人生」を歩いてきたように見えるのは当然のことだと思うのです。しかし、自分の考えを変える前、私が考えていたことは自分ができなかったことが中心でした。ですから、毎日が苦しく、どのようなことをしても無理なのだとあきらめかけたこともありました。

しかし考え方を変え、自分に自信が持てるようになってから、私の人生観は変わりました。私に対しての様々な意見も客観的に受け止めることができるようになりました。このような経験があるので、私と同じように苦しんでいる患者さんに伝えたいことがあります。それは、自分の力で自分自身の考え方を変えることができるし、考え方を変えることができれば人生は変わるということです。

その時に、勘違いしないで欲しいことがあります。それは、決して全人格を否定しているわけではないということです。完璧な人間はいません。良いところもあれば、悪いところもあります。自分自身の全てを変えるのではなく、自分自身が苦しんでしまう、あるいは悩んでしまう、その考え方を本当に少しだけ変えるだけで、人生は大きく変わっていくのです。私は、そのことを、身をもって経験しました。

今回本をまとめるにあたって、私にとってもう一つ大事なことがありました。それは、自分の診療のあり方を見直すことができたことでした。今はそれなりの経験があり、以前よりは患者さんと適切に向き合うことができるようになったと思います。しかし、以前は全く違っていました。ですから、これまで向き合ってきた患者さんのことを思い出し、懐かしさと同時に、今の私であればもう少し早く良くなっていたのではないか、あるいは治療できなかった患者さんも何とかなったのではという反省もさせられました。

今回書いた私の治療法が一番であるとは思っていません。ただし、失敗や成功を繰り返しながら、私ながらの治療法を確立してきました。もっと多くの患者さんに向き合ってきたのですが、それらの患者さんのこと全てを記憶しているわけではないので、今回はこの程度に留めました。

現在「不登校」「引きこもり」「摂食障害」、そして「いじめ」は社会的な問題になっています。現場で向き合ってどうして良いかわからない御両親や学校の先生、そして自分で立ち直りたいと考えている患者さんに少しでもお役に立てれば幸いです。

私は一人の医師としてこれからも診療を続けていきたいと考えています。そしてそれだけではなく、現場で培ってきた経験を基に、国会で対策を講じていきたいと感じています。

最後に、診療の場で私の治療に協力してくださったスタッフの皆さん、そして事務所スタッフの皆さん、そして何よりも今回の出版にあたって御協力いただいた、りらくデイレクターの新開操さんに感謝申し上げます。

新・破れない殻

2018年11月15日　第1刷発行

著者 ………………… 桜井 充

発行所 ……………… (株)プランニング・オフィス社
〒980-0811　仙台市青葉区一番町2丁目5-22 3F
Tel.022-266-9453　Fax.022-266-9418

発売元 ……………… 日販アイ・ピー・エス(株)
〒113-0034　東京都文京区湯島1-3-4
Tel.03-5802-1859　Fax.03-5802-1891

印刷・製本 ……… 凸版印刷(株)

ISBN978-4-9910483-1-9　C0095　Printed in Japan

＊本書は、2007年11月に新風舎から発行された『破れない殻』を改訂させたものです。ご了承ください。